Respuestas a dudas y creencias falsas sobre alimentación y nutrición (parte II)

¡Que no te lo cuenten!

Respuestas a dudas y creencias falsas sobre alimentación y nutrición (parte II)

¡Que no te lo cuenten!

Jenifer Trepiana Arín[1, 2, 3]
Asier Léniz Rodríguez[1]
Leixuri Aguirre[1, 2, 3]
María Teresa Macarulla Arenaza[1, 2, 3]
María Puy Portillo[1, 2, 3]
Ivan Gómez-López[1, 2]

1. Grupo Nutrición y Obesidad. Dpto. Farmacia y Ciencias de los Alimentos.
Facultad de Farmacia. Universidad del País Vasco
y Centro de Investigación Lucio Lascaray. Vitoria-Gasteiz.
2. Ciber Fisiopatología de la Obesidad y Nutrición (CIBEROBN).
Instituto de Salud Carlos III. Madrid.
3. Instituto de Investigación Sanitaria Bioaraba. Vitoria-Gasteiz.

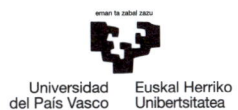

eman ta zabal zazu

Universidad   Euskal Herriko
del País Vasco Unibertsitatea

CIP. *Biblioteca Universitaria*

    Respuestas a dudas y creencias falsas sobre la alimentación y nutrición (parte II) : ¡Qué no te lo cuenten! / Jenifer Trepiana Arín... [et al.]. – [Leioa] : Universidad del País Vasco / Euskal Herriko Unibertsitatea, Argitalpen Zerbitzua = Servicio Editorial, D.L. 2025. – 96 p.: il. col. ; 21 cm.
    D.L.: BI 00384-2025. – ISBN: 978-84-9082-994-3.

1. Alimentación.   2. Dietética.   I. Trepiana Arín, Jenifer, coaut.

613.2

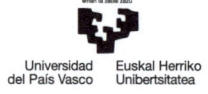

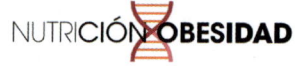

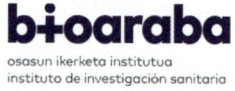

Introducción

Si hay algo que verdaderamente reconforta a una persona es poder hablar con certeza sobre un tema en concreto. En este documento queremos mostrar a la población si ciertas creencias o corrientes popularmente conocidas sobre alimentación y nutrición tienen respaldo científico o en cambio son una falacia.

El objetivo de esta guía es ayudar a comprender y dar respuesta desde el punto de vista científico y de manera divulgativa a 30 creencias, dichos, corrientes populares y modas que hay alrededor de la alimentación y la nutrición en esta segunda parte de la guía «¡Que no te lo cuenten!».

Como en la ocasión anterior, toda la información está recogida en varios capítulos, pudiéndose leer cada sección individualmente, sin necesidad de haber leído todo lo anterior. Sí que es cierto, que seguir el orden de cada sección dentro del capítulo, puede llegar a ofrecer una visión más global sobre el tema.

Cabe mencionar, que esta Guía está preparada y supervisada por personal docente e investigador en el campo de la nutrición y la alimentación perteneciente a la Universidad del País Vasco (UPV/EHU), además de que toda la información expuesta está basada en evidencia científica. No obstante, se ha utilizado un lenguaje divulgativo con el fin de que pueda llegar a todo tipo de público.

Disfruta de la lectura y recuerda, ¡Que no te lo cuenten! ¡Cuéntalo tú! Pero siempre, con certeza.

Índice

Capítulo 1

Frutas, verduras y vitaminas

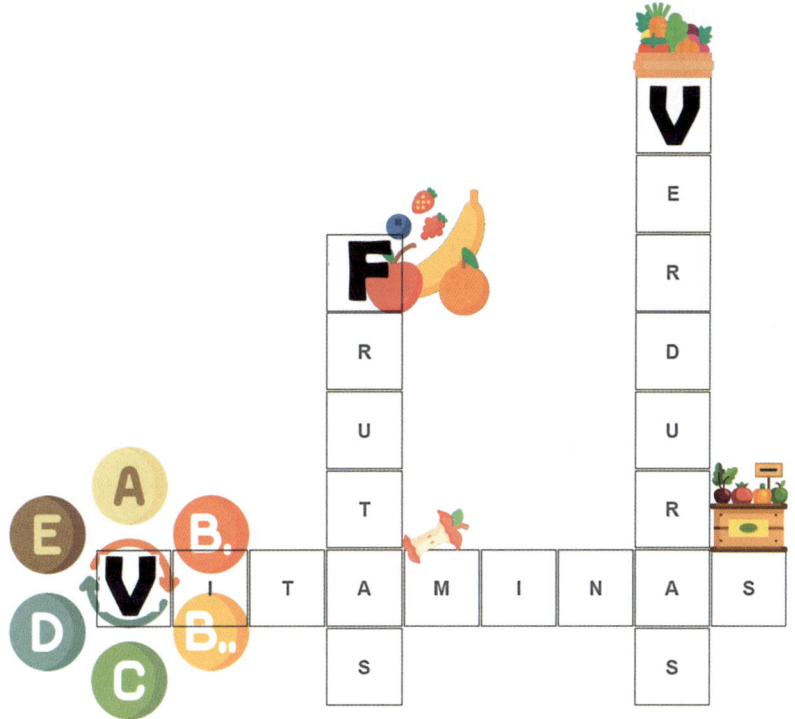

La fruta, ¿antes o despúes de la comida?

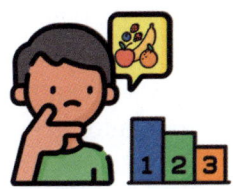

¿Comer fruta antes, después o entre comidas? Dicho así parece que alguna de las opciones es mejor o incluso que alguna de las opciones no es adecuada, pero la respuesta es fácil: fruta siempre. Tomar una pieza de fruta (de cualquiera de ellas) es una gran opción a cualquier hora del día. Las frutas son alimentos con alto contenido de agua, fibra, vitaminas y minerales, que además presentan un **contenido energético bajo**. Esta composición las hace idóneas para su consumo en cualquier momento, y ser el tentempié más saludable que podemos consumir. Además, si consumimos fruta evitaremos otro tipo de alimentos ultraprocesados que son más calóricos y con mayor aporte de grasas, azúcares y sal.

Si consumimos la fruta antes de la comida o como tentempié, debido al alto contenido de **fibra**, aumenta la sensación de **saciedad** y, por tanto, la ingesta del resto de los alimentos puede ser menor. Esta pauta se suele recomendar en casos de dietas hipocalóricas y dietas para controlar el peso corporal. Después de la comida, la fruta es el postre idóneo y el que deberíamos priorizar frente a cualquier tarta, galleta o bollo, que son más calóricos y mucho menos saludables. Mucha gente ha oído que la fruta después de comer es poco adecuada por que se fermenta en el estómago, pero esto es completamente falso.

Por otro lado, las recomendaciones dietéticas como la pirámide nutricional indican que para seguir una dieta saludable, variada y equilibrada debemos ingerir 3-5 raciones de fruta y verduras a lo largo del día. Normalmente se suelen repartir en 2 raciones de verduras (comida y cena) y 3 frutas que pueden ser en el desayuno, comida y cena, o como piscolabis entre horas. Si seguimos este reparto conseguiremos un adecuado aporte de fibra y se evitará la aparición del estreñimiento.

13

Para favorecer su consumo puede ser interesante tener siempre a mano un buen frutero con variedad de frutas, incluso algunas de ellas ya listas para su consumo, como por ejemplo en verano tener melón y sandía ya cortado en la nevera. De esta forma la excusa de tener que partir y pelar la fruta no será posible para decantarnos hacia opciones menos saludables. Así que, resumiendo: ¡fruta siempre y a cualquier hora!

BEDCA: Base de datos española de composición de alimentos. (s.f.). Recuperado 14 de marzo de 2024 de https://www.bedca.net/bdpub/

Bartrina, J. A., Val, V. A., Aldalur, E. M., De Victoria Muñoz, E. M., Anta, R. M. O., Pérez-Rodrigo, C., Izquierdo, J. Q., Martín, A. R., Viñas, B. R., Castell, G. S., Marí, J. A. T., Moreira, G. V., & Majem, L. S. (2016). Guías alimentarias para la población española (SENC, 2016); la nueva pirámide de la alimentación saludable. *Nutrición Hospitalaria*. https://doi.org/10.20960/nh.827

La fruta altera el comportamiento de las niñas y niños

Uno de los mitos más extendidos en nutrición es que la fruta altera el comportamiento de los niños, achacándole toda la culpa al **azúcar** que estos alimentos contienen. Como es bien sabido, la fruta es fundamental para llevar a cabo una dieta variada y equilibrada ya que nos aporta una cantidad elevada de agua, vitaminas hidrosolubles y otros compuestos bioactivos como polifenoles, además de ser una fuente excelente de fibra. No obstante, también aportan una cierta cantidad de hidratos de carbono simples como **fructosa** y **glucosa**.

La recomendación de la Organización Mundial de la Salud (OMS) sobre el consumo de azúcares marca que el consumo de azúcares debe ser menor al 10 % de la ingesta calórica total diaria, intentando a poder ser no superar el 5 %, lo que equivaldría a unos **25 gramos de azúcar** o 6 cucharadas de café. Para poner un ejemplo, una lata de Coca-Cola contiene 39 gramos de azúcar, lo que equivaldría a más de 8 cucharaditas de azúcar. Sin embargo, es importante señalar que esta recomendación afecta únicamente a los **azucares añadidos**, y estos son tanto los que se incorporan a los alimentos en la industria alimentaria, como el azúcar que añadimos en nuestra casa del azucarero, el de la miel y los zumos de frutas. No obstante, no cuenta el azúcar presente de forma natural en los alimentos, ya que estos van acompañados de otros componentes de los alimentos como la fibra, que retrasa su absorción disminuyendo el pico de glucosa en sangre.

Aunque el consumo de estos azúcares simples aumenta la secreción de insulina y, a la larga, se relaciona con alteraciones metabólicas, aumentando la probabilidad de sufrir diabetes de tipo 2, obesidad y enfermedades cardiovasculares, según la evidencia científica el consumo de azúcar no se ha relacionado con un cambio en el comportamiento de los niños. Entonces, ¿de dónde viene la idea del «**subidón de azúcar**»? Esta creencia surgió en 1974 con la publicación del libro «Por qué su hijo es hiperactivo» por parte del alergólogo **Ben Feingold**. Sin embargo, esta relación entre el azúcar y el cambio en el comportamiento de los niños quedó desterrada en varios estudios científicos, el más importante un meta-análisis publicado por los autores Mark Wolraich, David Wilson y Wade White en 1995 en el que analizaron los resultados de los artículos científicos publicados sobre el tema hasta la fecha. Hasta hoy no se han vuelto a publicar estudios de ese calibre al respecto. Es importante señalar que en las ocasiones en las que los niños están más excitados, jugando, trotando y alborotados, suele ser en **entornos festivos** con familiares o amigos, como cumpleaños o fiestas, en los que generalmente suele haber dulces como tartas o chucherías. En otras palabras, que lo que realmente afecta a la conducta de los menores no son los azúcares simples en sí, sino el entorno y el momento en el que estos se toman. Por ende, aunque el azúcar no produzca hiperactividad en sí mismo, hay que evitar los productos azucarados y consumirlos con moderación, por las consecuencias negativas que su alto consumo pueda acarrear a largo plazo. No obstante, no hay que alarmarse por tomar un trozo de pastel ocasionalmente en un cumpleaños o celebración, sino por la cantidad total de azúcares añadidos que los niños y las niñas toman en la dieta en el día a día.

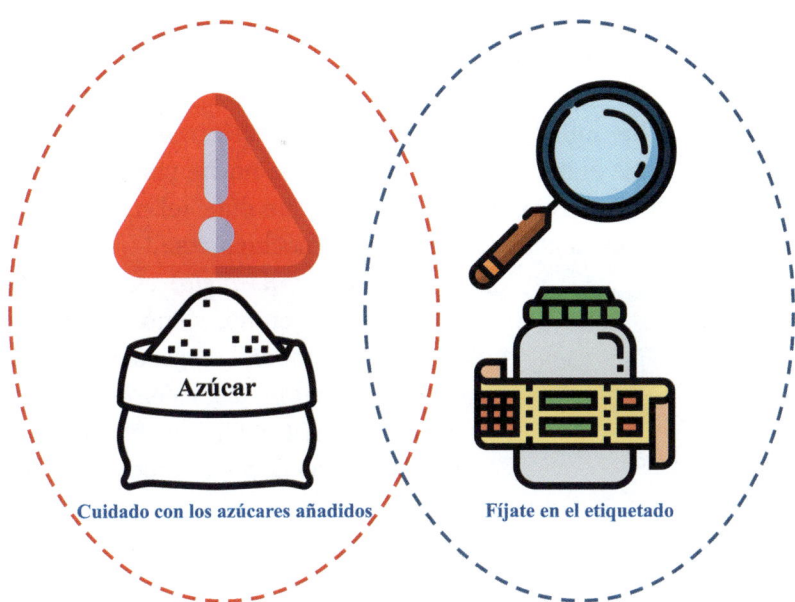

Cuidado con los azúcares añadidos

Fíjate en el etiquetado

Watson, E. J., Coates, A. M., Banks, S., & Kohler, M. (2017). Total dietary sugar consumption does not influence sleep or behaviour in Australian children. *International Journal Of Food Sciences And Nutrition, 69*(4), 503-512. https://doi.org/10.1080/09637486.2017.1386628

World Health Organization: WHO. (2016, 11 octubre). La OMS recomienda aplicar medidas en todo el mundo para reducir el consumo de bebidas azucaradas y sus consecuencias para la salud. *Organización Mundial de la Salud (OMS).* https://www.who.int/es/news/item/11-10-2016-who-urges-global-action-to-curtail-consumption-and-health-impacts-of-sugary-drinks

Wolraich, M. L. (1995). The Effect of Sugar on Behavior or Cognition in Children. *JAMA, 274*(20), 1617. https://doi.org/10.1001/jama.1995.03530200053037

El melón: por la mañana oro, al mediodia plata y por la noche mata

Otro de los mitos más extendidos en nuestro entorno es la creencia de que el melón, consumido por la noche puede ser perjudicial. Esto se debe al popular refrán que dice «el melón en el desayuno oro, en la comida plata y en la noche mata».

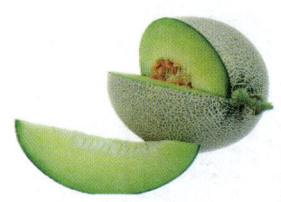 El melón (*Cucumis melo*) es una fruta consumida en verano, siendo la mayor parte de sus variedades cosechada entre julio y septiembre. Está compuesto en más de 90 % por agua y es un alimento rico en vitamina C, β-caroteno, potasio y ácido fólico.

El origen de la creencia de que el melón es dañino para la salud si se consume a la noche puede deberse a razones históricas. Se piensa que el emperador Maximiliano I de Habsburgo, abuelo de Carlos I, murió tras un atracón a base de melones. Sin embargo, los registros históricos del siglo XVI no analizan causas subyacentes de los fallecimientos, por lo que atribuir esa muerte a los melones no tiene una base muy sólida. Además, se trataba de una ingesta excesiva de esta fruta, no de un consumo racional y saludable.

Otra de las razones por las que podemos pensar que la ingesta de melón no es conveniente en la cena es su alto contenido de agua. Si tomamos mucha cantidad antes de ir a la cama, probablemente nos tengamos que levantar para ir al baño a lo largo de la noche, dificultando el tener un sueño continuo y relacionando así el melón con un sueño no reparador.

También puede darse un posible riesgo de **hidrocución**, el mal denominado *corte de digestión*. Si se toma un alimento frío tras estar expuestos a temperaturas elevadas, puede darse una vasoconstricción brusca que puede causar un síndrome vasovagal, lo que haría presentar náuseas, cefalea, vómitos, diarreas y, en formas más severas, síncope. El melón, al tratarse de una fruta consumida en las épocas más calurosas del año, muchas veces es almacenado en la nevera y servido a temperaturas muy bajas en comparación a la temperatura ambiente. Además, al mediodía o a la noche, tendemos a comer mayores cantidades de alimento que en el desayuno, acrecentando la posibilidad de que pueda causar malestar en la comida o en la cena.

A pesar de todo lo mencionado, tanto el hecho de que aumente nuestra eliminación de orina como el riesgo de sintomatología por hidrocución se pueden atribuir al consumo de otras frutas, como por ejemplo la sandía, o simplemente al hecho de beber agua. Así pues, no hay ningún indicio de que el melón sea perjudicial para la salud si es consumido al final del día y **no hay razones para privarnos** de comer esta fruta veraniega tan refrescante y saludable a cualquier hora del día.

Lee, D., Yoo, J. H., & Lee, B. (2018). Therapeutic Effect of Cucumis melo L. Extract on Insulin Resistance and the Gut Microbiome in Lepob/Lepob Mice. *Evidence-based Complementary And Alternative Medicine, 2018*, 1-10. https://doi.org/10.1155/2018/8159261

MAPAMA: Ministerio de agricultura, pesca y alimentación. Características y composición nutricional de *Cucumis melo*. (s.f.). Recuperado 27 de abril de 2024, disponible en https://www.mapa.gob.es/es/ministerio/servicios/informacion/melon_tcm30-102781.pdf

Saby, M., Gauthier, A., Barial, S., Egoumenides, L., & Jover, B. (2020). Supplementation with a Bioactive Melon Concentrate in Humans and Animals: Prevention of Oxidative Damages and Fatigue in the Context of a Moderate or Eccentric Physical Activity. *International Journal Of Environmental Research And Public Health, 17*(4), 1142. https://doi.org/10.3390/ijerph17041142

Beber zumo de limón o vinagre en ayunas ayuda a adelgazar

El **zumo de limón** es rico en vitamina C y algunos compuestos bioactivos. La ingesta de esta vitamina ha sido asociada con muchos beneficios, algunos de los cuales no tienen un sustento científico sólido. Lo cierto es que la vitamina C tiene un efecto antioxidante demostrado, es decir, reduce el estrés oxidativo, lo que podría contribuir a disminuir el envejecimiento y el desarrollo de enfermedades como la aterosclerosis, la diabetes, la hipertensión, la hipercolesterolemia, etc. El zumo de limón también se ha relacionado con un efecto diurético. Sin embargo, no se ha establecido un efecto directo sobre la pérdida de peso. Cabe mencionar que existe un estudio en el que se concluyó que una dieta baja en calorías combinada con zumo de limón ayudó a reducir el peso de los pacientes, pero dicho estudio atribuyó el efecto a la reducción de calorías ingeridas, y no al propio efecto del zumo de limón.

En cuanto al **vinagre**, está compuesto principalmente por ácido acético. Existen estudios que asocian una ingesta diaria de vinagre en cantidades de aproximadamente 10 a 30 mL (alrededor de 2 a 6 cucharadas) con la mejora de la respuesta glucémica a las comidas ricas en carbohidratos. En otras palabras, que podría ayudar a que la subida de glucosa en sangre tras la comida no sea tan pronunciada, lo que podría tener un efecto sobre el peso. No obstante, los mismos estudios concluyen que existe una falta de evidencia sobre el efecto crónico en la salud que podría tener el consumo prolongado de vinagre en tales cantidades. El consumo excesivo de ácido acético puede provocar ardor en la boca y la garganta, dificultad para respirar, hipersalivación, problemas para tragar, dolor de estómago y vómitos, entre otros.

Dicho todo lo anterior, es importante diferenciar entre si algo es saludable y si realmente sirve para adelgazar, ya que no siempre van de la mano. Este es el caso del zumo de limón y el vinagre, no son productos que puedas añadir a tu dieta esperando un cambio significativo en el peso. La clave **para perder peso** sigue siendo **mantener una alimentación equilibrada** y **hacer ejercicio** regularmente, y eso es insustituible. Con lo que no te dejes influenciar de todo lo que ves/escuches. Además, es importante tener en cuenta que tanto el zumo de limón como el vinagre sin diluir, en cantidades elevadas, puede dañar el esmalte dental.

Kim, M. J., Hwang, J. H., Ko, H. J., Na, H. B., & Kim, J. H. (2015). Lemon detox diet reduced body fat, insulin resistance, and serum hs-CRP level without hematological changes in overweight Korean women. *Nutrition Research*, 35(5), 409-420. https://doi.org/10.1016/j.nutres.2015.04.001

Santos, H. O., De Moraes, W. M., Da Silva, G. A., Prestes, J., & Schoenfeld, B. J. (2019). Vinegar (acetic acid) intake on glucose metabolism: A narrative review. *Clinical Nutrition ESPEN*, 32, 1-7. https://doi.org/10.1016/j.clnesp.2019.05.008

Villagrán, M., Muñoz, M., Díaz, F., Troncoso, C., Celis-Morales, C., & Mardones, L. (2019). Una mirada actual de la vitamina C en salud y enfermedad. *Revista Chilena de Nutrición*, 46(6), 800-808. https://doi.org/10.4067/s0717-75182019000600800

La fuerza de Popeye le viene de las espinacas

Casi todos los *babyboomers* crecieron con las aventuras de ***Popeye el marino*** que se emitían por televisión (en blanco y negro, por supuesto). Para poner en situación a los más jóvenes: este personaje, que estaba en continua lid con su archienemigo Brutus por conseguir el amor de su eternamente admirada y de-

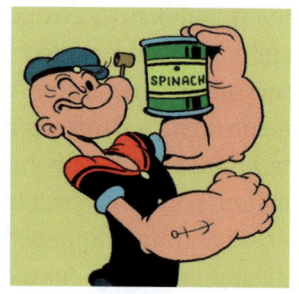

seada Olivia, obtenía una fuerza sobrehumana inmediata gracias a la ingestión de una lata de espinacas.

En teoría, su «súper-fuerza» procedía del elevado contenido en **hierro** de esta verdura, ya que un análisis realizado por Emil von Wolff en la década de 1890 manifestó ser muy elevado. Sin embargo, esto no es cierto por dos razones.

$$Fe^{2+} \left[\begin{array}{c} O \quad\quad O \\ \parallel \quad\quad \parallel \\ C-C \\ \diagup \quad\quad \diagdown \\ -O \quad\quad O^- \end{array} \right]$$

Oxalato ferroso

Por una parte, hubo un error de transcripción en la publicación porque la coma se «corrió» hacia la derecha, es decir, el resultado real se multiplicó por 10: en vez de unos 40 mg/100 g en realidad el análisis quería decir unos 4 mg/100 g. Aunque el error se descubrió en 1937, la verdad no se difundió hasta 1981, cuando Terence J. Hamblin lo publicó en la revista *British Medical Journal*.

Por otra parte, la biodisponibilidad del hierro de las espinacas es exageradamente baja, es decir, apenas se absorbe un 2 %, mientras que el hierro de las carnes y pescados se absorbe mucho más (entre un 15 y 35 %). Esto se debe a que las espinacas contienen mucho **oxalato** (casi 1 g por cada 100 g), que es una molécula que se une fuertemente al hierro impidiendo su absorción. Por ello, casi todo el hierro de las espinacas se elimina por heces.

Sin embargo, a pesar de que la fuerza originada por las espinacas es una falacia, con esta «propaganda» se consiguió que muchas personas, sobre todo niños, aumentaran el consumo de esta verdura que contiene cantidades interesantes de fibra (que, entre otros beneficios, evita el estreñimiento), algunas vitaminas (especialmente ácido fólico, vitamina C, vitaminas K y E, y beta carotenos o pro-vitamina A), varios minerales (potasio, fósforo, magnesio, etc.) y diversos antioxidantes, además de las mencionadas vitaminas C y E y pro-A (como ácido alfa lipoico, luteína, zeaxantina, etc.), que retrasan el envejecimiento y reducen el riesgo de padecer algunos cánceres, enfermedades cardiovasculares, etc. Además, aporta muy pocas calorías (unas 30 kcal por cada ración de 200 g), lo que la convierte en una buena elección para las dietas de adelgazamiento.

Por tanto, aunque las espinacas no nos aporten la «fuerza» que le aporta a Popeye, sí constituyen una verdura muy recomendable para adultos y niños mayores de 3 años.

Czuczman, R. (2024, 10 julio). *Why Most of the Iron in Spinach is Surprisingly Useless - Nutritics*. Nutritics. https://www.nutritics.com/en/blog/why-most-of-the-iron-in-spinach-is-surprisingly-useless/

Sutton, M. (2010). SPINACH, IRON and POPEYE: Ironic lessons from biochemistry and history on the importance of healthy eating, healthy scepticism and adequate citation. *Internet Journal Of Criminology*. http://erwinmayer.com/wp-content/uploads/2010/10/Sutton_Spinach_Iron_and_Popeye_March_2010.pdf

Hamblin, T. J. (1981). Fake. *BMJ, 283*(6307), 1671-1674. https://doi.org/10.1136/bmj.283.6307.1671

Jackson, S. H. (1938). Determination of Iron in Biological Material. *Industrial & Engineering Chemistr Analytical Edition, 10*(6), 302-304. https://doi.org/10.1021/ac50122a003

El ajo es un buen antibiótico/antiséptico

Existen productos de origen natural que pueden tener efectos beneficiosos más allá de sus propiedades nutritivas, gracias a los diferentes compuestos que contienen. Un ejemplo destacado es el ajo, originario de Asia Central, que se expandió globalmente y ha sido utilizado históricamente por diversas culturas. Los obreros que construyeron las pirámides de Egipto lo consumían como energizante, y su ausencia causó la primera huelga conocida en 3500 a.C. Los atletas griegos lo usaban para aumentar su fuerza, mientras que los romanos lo recomendaban como antiparasitario. Durante el periodo colonial, fue introducido en África y América, y en la Primera Guerra Mundial se utilizó para desinfectar heridas ante la falta de antisépticos. Durante la pandemia de COVID-19, se promovía en las redes sociales el consumo diario de un diente de ajo en ayunas como una supuesta garantía antivírica. Pero, ¿es realmente así? ¿Qué dice la ciencia al respecto?

El ajo es rico en yodo, fósforo, potasio y vitaminas como la vitamina B1, la vitamina B_6 y la vitamina C. Sus principales beneficios se atribuyen a los **compuestos sulfurados** (**alicina**, **sulfuro de alilo/dialilo**). Además, gracias a su contenido en **fibra**, puede actuar como prebiótico natural gracias a la presencia de fructooligosacáridos e inulina. Si miramos en internet, se le reconocen propiedades antisépticas, antiinflamatorias, bactericidas, antivirales, antifúngicas y antiparasitarias. Pero, ¿qué hay de cierto en esto? ¿Con qué respaldo científico cuentan estas afirmaciones?

Para ello, debemos saber cuáles son las etapas que se llevan a cabo en investigación para determinar los efectos beneficiosos de una molécula o un alimento sobre la salud. El primer paso sería estudiar cómo afecta a las células de nuestro cuerpo, tratándolas con ese compuesto y manteniéndolas en el laboratorio en condiciones similares a las que encontramos en nuestro organismo, lo que se conoce como estudio *in vitro*. Si los resultados son positivos, el siguiente paso sería realizar un ensayo *in vivo*, es decir, en animales de experimentación para corroborar los efectos beneficiosos. Por último, se daría el paso a estudiarlo en humanos (**ensayos clínicos**), para determinar si el efecto observado en las células y en los animales de experimentación se mantiene en nuestro organismo, y poder determinar las dosis y los efectos secundarios si los hubiera.

Todos los beneficios del ajo anteriormente descritos han sido determinados a nivel celular (*in vitro*). Por lo tanto, es importante destacar que estos efectos no han sido confirmados en humanos. Es cierto que se han llevado a cabo algunos ensayos clínicos para estudiar el papel del ajo en la prevención de enfermedades cardiovasculares, sin embargo, es necesario que se hagan más estudios para confirmar estos efectos positivos.

En resumen, aunque el ajo pueda poseer propiedades beneficiosas, por el momento, faltan estudios concluyentes. Por ello, seguiremos apreciando al ajo por sus variados y múltiples usos culinarios, ya que lo podemos utilizar como condimento o en preparaciones con carne o pescado, contribuyendo con ese sabor característico que aporta a nuestros platos.

AESAN-Agencia Española de Seguridad Alimentaria y Nutrición. Prebióticos (s. f.). Recuperado el 17 de septiembre de 2024 en: https://www.aesan.gob.es/AECOSAN/web/seguridad_alimentaria/subdetalle/prebioticos.htm

Aviello, G., Abenavoli, L., Borrelli, F., Capasso, R., Izzo, A. A., Lembo, F., Romano, B., & Capasso, F. (2009). Garlic: empiricism or science?. *Natural product communications*, *4*(12), 1785–1796.

MAPAMA-Ministerio Agricultura, Pesca y Alimentación. Ajo. (s.f.) Recuperado el 17 de septiembre de 2024 en: https://www.mapa.gob.es/es/ministerio/servicios/informacion/ajo_tcm30-102648.pdf

Matsumoto, S., Nakanishi, R., Li, D., Alani, A., Rezaeian, P., Prabhu, S., Abraham, J., Fahmy, M. A., Dailing, C., Flores, F., Hamal, S., Broersen, A., Kitslaar, P. H., & Budoff, M. J. (2016). Aged Garlic Extract Reduces Low Attenuation Plaque in Coronary Arteries of Patients with Metabolic Syndrome in a Prospective Randomized Double-Blind Study. *Journal Of Nutrition*, *146*(2), 427S-432S. https://doi.org/10.3945/jn.114.202424

¿Ayuda la vitamina B_{12} a no tener resaca?

Quien más o quien menos, seguro que ha sufrido alguna resaca en su vida, y dado el malestar que genera, existen múltiples remedios para lidiar con estos inconvenientes de beber alcohol. Pero antes de conocer si estos remedios son efectivos, ¿sabemos, científicamente hablando, qué es la resaca? Es un proceso complejo por el que nuestro organismo se protege de una **intoxicación** por la ingesta excesiva de alcohol, provocando un conjunto de molestias bien conocidas como dolor de cabeza, sed, dolor de estómago, cansancio, sensibilidad a la luz y al ruido, irritabilidad, y presión arterial alta, entre otros, síntomas que varían dependiendo de la persona. Es importante remarcar que el alcohol también es una sustancia irritante, por lo que puede provocar molestias a nivel gastrointestinal, como vómitos y diarreas. Un aspecto fundamental a tener en cuenta es el efecto **diurético** que provoca el alcohol etílico en nuestro organismo, haciéndonos ir más a menudo al servicio, con lo que propicia un estado de **deshidratación**. Además, el alcohol, aunque en un principio provoque somnolencia, posteriormente influye en las fases del sueño, con lo que induce interrupciones en nuestro descanso.

Pero ¿qué es lo que ocurre concretamente en nuestro cuerpo cuando bebemos alcohol? El hígado metaboliza esta sustancia transformándolo en **acetaldehído** mediante el enzima *alcohol deshidrogenasa*. Tenemos que tener en cuenta que el acetaldehído es **tóxico** para nuestro cuerpo, por lo que es el responsable directo de la resaca y de los efectos nocivos de ingerir alcohol. Por suerte, nuestro cuerpo dispone de otro enzima, llamado *aldehído deshidrogenasa*, encargado de convertir el acetaldehído en acetato, que posteriormente se transforma en agua y dióxido de carbono con el fin de eliminarse del cuerpo. Este sistema, que parece eficiente, tiene el inconveniente de que es un proceso con una **capacidad limitada**, no pudiendo metabolizar cantidades excesivas de alcohol. Por ello tenemos que ser conscientes de que cuanto más alcohol consumamos, mayor va a ser la exposición a la toxicidad del acetaldehído y, por ende, sufriremos con mayor intensidad los síntomas de la resaca.

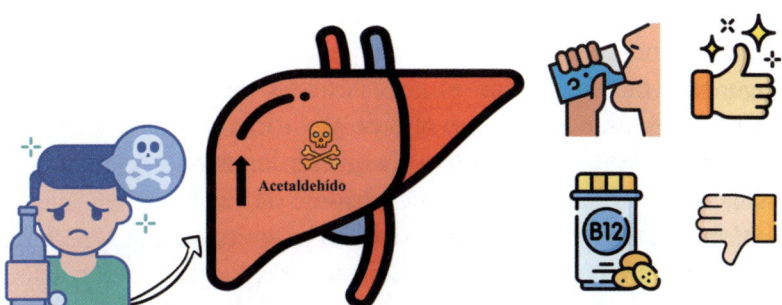

En este contexto, se ha extendido la idea de que la vitamina B_{12}, también conocida como cobalamina, podría ayudar a reducir dichos síntomas. Esta vitamina es esencial para llevar a cabo funciones vitales como la división celular, el funcionamiento de nuestro sistema nervioso central y la formación de los glóbulos rojos de la sangre. Este micronutriente lo encontramos en alimentos de origen animal, y a no ser que no incluyamos estos en nuestra dieta, es difícil presentar carencias ya que tenemos reserva en el hígado de esta vitamina para varios años. No obstante, la creencia sobre los efectos beneficiosos de la cobalamina en una situación de resaca se basa, por una parte, en el hecho de que los consumidores de forma regular de cantidades excesivas de alcohol presentan niveles disminuidos de cobalamina, lo que puede llevar a presentar anemia por deficiencia de vitamina B_{12}. Por otro lado, este mito también se fundamenta en que para el tratamiento del coma etílico se administran vitaminas del grupo B. Y esto es cierto, pero no se utiliza vitamina B_{12}. Cuando un paciente presenta una intoxicación etílica grave, hay que rehidratarle debido al efecto diurético del alcohol y administrarle glucosa, debido a que la ingesta de alcohol etílico inhibe la formación de glucosa en el hígado. Asimismo, está indicada la administración de vitamina B_1 (conocida como tiamina) antes de la glucosa, ya que ésta es necesaria para metabolizar este carbohidrato, y de vitamina B_6 (conocida como piridoxina) por su supuesto papel a la hora de metabolizar más rápido el etanol. Sin embargo, actualmente esta idea se ha descartado, demostrándose que un derivado de la vitamina B_6, la metadoxina, es más efectiva debido a que aumenta los niveles de glutatión reducido, un poderoso antioxidante que ayuda a disminuir los niveles elevados de radicales libres generados por el consumo de alcohol.

Como vemos, no es posible reducir los efectos de la resaca tomando vitamina B_{12}, ya que no se ha encontrado una relación directa entre la ingesta de esta vitamina y la metabolización del alcohol. Por otro lado, sí que se podría mitigar la intensidad de los síntomas levemente evitando la deshidratación bebiendo abundante líquido, eso sí, ¡sin alcohol!

Ebrahim, I. O., Shapiro, C. M., Williams, A. J., & Fenwick, P. B. (2013). Alcohol and Sleep I: Effects on Normal Sleep. *Alcoholism Clinical And Experimental Research, 37*(4). https://doi.org/10.1111/acer.12006

Fragasso, A., Mannarella, C., Ciancio, A., & Sacco, A. (2010). Functional vitamin B12 deficiency in alcoholics: An intriguing finding in a retrospective study of megaloblastic anemic patients. *European Journal Of Internal Medicine, 21*(2), 97-100. https://doi.org/10.1016/j.ejim.2009.11.012

Shpilenya, L. S., Muzychenko, A. P., Gasbarrini, G., & Addolorato, G. (2002). Metadoxine in Acute Alcohol Intoxication: A Double-Blind, Randomized, Placebo-Controlled Study. *Alcoholism Clinical And Experimental Research, 26*(3), 340-346. https://doi.org/10.1111/j.1530-0277.2002.tb02543.x

Las vitaminas, cuantas más mejor

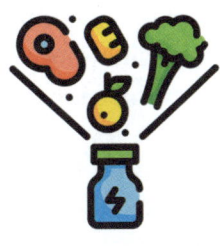

Las vitaminas son micronutrientes que ingerimos con la dieta en pequeñas cantidades (mg o µg) y cuya función es **reguladora**, interviniendo en multitud de reacciones metabólicas necesarias para el correcto funcionamiento del organismo. Sin embargo, las vitaminas no proporcionan energía, ni tienen función estructural como ocurre con otros nutrientes. Todas las vitaminas son **nutrientes esenciales** porque nuestro cuerpo no es capaz de sintetizarlas o, en caso de hacerlo, no en las cantidades adecuadas para cubrir los requerimientos nutricionales. Por lo tanto, es estrictamente necesario que estén presentes en nuestra dieta.

Las vitaminas se clasifican en dos grandes grupos: Las **vitaminas hidrosolubles** son las que se encuentran en las partes acuosas de los alimentos. A este grupo pertenecen las ocho vitaminas del grupo B: tiamina (B_1), riboflavina (B_2), niacina (B_3), ácido pantoténico (B_5), piridoxina (B_6), biotina (B_8), ácido fólico (B_9) y cobalamina (B_{12}), y la vitamina C o ácido ascórbico. Y, por otro lado, las **vitaminas liposolubles** son las que se encuentran en las partes grasas de los alimentos y en algunas verduras. A este grupo pertenecen las vitaminas A, D, E y K.

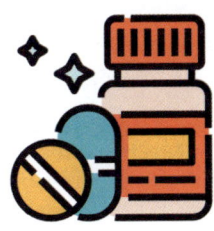

Pero estas no son las únicas diferencias. Las vitaminas liposolubles se pueden almacenar en el hígado y en el tejido adiposo, mientras que las vitaminas hidrosolubles, al disolverse en el agua, no se suelen almacenar y se eliminan por la orina, salvo un par de excepciones, ya que tanto la vitamina B_9 como la B_{12} sí se pueden almacenar.

Como son nutrientes esenciales, cuando la ingesta de vitaminas no alcanza los requerimientos o se dan situaciones de mala absorción, como por ejemplo en las enfermedades intestinales inflamatorias crónicas o por ciertos tratamientos farmacológicos, se puede producir una **hipovitaminosis**. Pero eso no quiere decir que cuanto mayor sea la ingesta de vitaminas mejor será para nuestro organismo porque, si bien cuando no se llegan a cubrir los requerimientos nutricionales aparece una hipovitaminosis, si la ingesta es muy elevada se producirá una **hipervitaminosis** y sus derivados efectos adversos. Las hipervitaminosis debidas a la ingesta de alimentos no son frecuentes, pero sí pueden producirse en el caso de usar suplementos dietéticos sin pautar por un médico o un nutricionista, y en el caso de las vitaminas que se almacenan, como son las liposolubles. Por tanto, la frase *cuantas más vitaminas mejor*, es falsa.

Mahan, L. K. (2021). *Krause dietoterapia* (15ª Ed.). Elsiever.

Eseberri I, Trepiana J, Parfenova A, Romo N, Mosqueda-Solís A, Portillo MP, Aguirre L. *¡Comer sano no es difícil... ni aburrido! Guía de alimentación saludable*. Servicio editorial de la UPV/EHU (ISBN: 978-84-1319-113-3 Depósito legal: BI-2.686-2019)

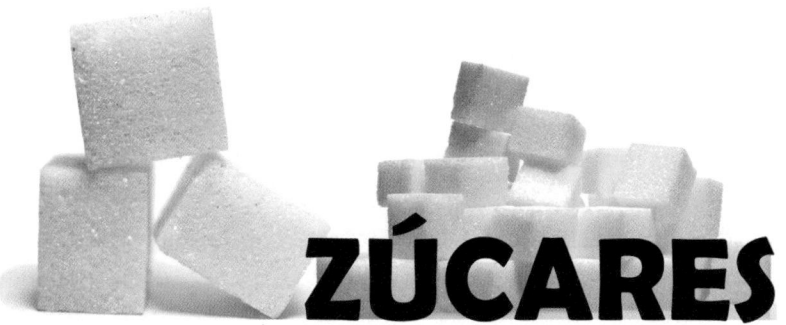

¿Me empeora el acné si como chocolate?

Existe la creencia generalizada de que el chocolate origina y/o empeora el acné. Esto no es del todo cierto, aunque tiene algo de base, es decir, la respuesta a esta pregunta sería «depende». Para empezar, definamos el origen (patogénesis) del acné, que es una de las afecciones dermatológicas más frecuentes en todo el mundo, sobre todo en adolescentes.

Esta enfermedad se atribuye a cuatro factores clave: la producción excesiva de sebo, la hiperproliferación de la bacteria *Cutibacterium acnes* (antes denominada *Propionibacterium acnes*), la hiperqueratinización de los folículos pilosebáceos, y los mecanismos inflamatorios. A su vez, sobre estas causas ejercen su acción algunas de origen hormonal (por ejemplo, el exceso de andrógenos, que aumenta la producción de sebo) y algunas de origen dietético. Sobre estas últimas, se sabe que la **leucina**, un aminoácido común en las proteínas de la carne y los lácteos, activa el exceso de producción de sebo y la hiperqueratinización. Otro estímulo de ambos sucesos es la **hiperinsulinemia**, es decir, la elevación en sangre de la hormona insulina, lo que se produce tras la ingestión de hidratos de carbono sencillos (azúcar y similares).

Por tanto, si el chocolate que comemos es dulce porque contiene azúcar (lo normal es que tenga un 60 %), quiere decir que tiene elevado Índice Glucémico* y Carga Glucémica**, lo que originará la elevación de la concentración de insulina antes mencionada, que contribuirá al acné. Además, normalmente los chocolates suelen contener elevadas cantidades de **grasa** (alrededor de un 30 %, mayoritariamente saturada), que ayudan a la producción excesiva

---

* *Índice Glucémico (IG): es la capacidad de un alimento para subir la glucosa sanguínea (glucemia)*

** *Carga Glucémica (CG): tiene en cuenta el IG pero también el contenido de hidratos de carbono del alimento, y se calcula con la fórmula: CG = (IG×cantidad de hidratos de carbono disponibles por porción)/100*

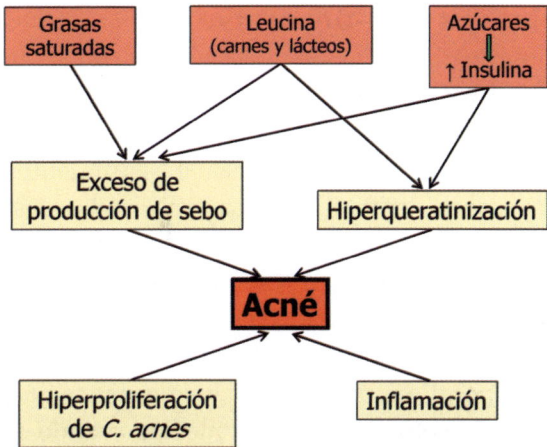

de sebo. Y si además contienen leche, estarán contribuyendo a aumentar los niveles sanguíneos de leucina que, como ya se ha mencionado, empeora el acné.

Sin embargo, si el chocolate es negro y, sobre todo, amargo, el asunto es distinto. Por una parte, no contiene tanto azúcar, lo que evita la mencionada elevación de la concentración de insulina, ni tampoco leche, por lo que se evita la subida de leucina. Además, suele contener mayor proporción de cacao (70 % o más), que aporta elevadas cantidades de flavonoides, que son excelentes antioxidantes, algunos con efectos anti-inflamatorios.

Por tanto, se puede comer chocolate a pesar del acné (por supuesto sin abusar), siempre y cuando éste tenga un alto contenido en cacao y bajo contenido en azúcar.

Baldwin, H., & Tan, J. (2020). Effects of Diet on Acne and Its Response to Treatment. *American Journal Of Clinical Dermatology*, *22*(1), 55-65. https://doi.org/10.1007/s40257-020-00542-y

Dall'Oglio, F., Nasca, M. R., Fiorentini, F., & Micali, G. (2021). Diet and acne: review of the evidence from 2009 to 2020. *International Journal Of Dermatology*, *60*(6), 672-685. https://doi.org/10.1111/ijd.15390

El chocolate es anti-depresivo

La **depresión** es un estado mental caracterizado por un bajo estado de ánimo y sentimientos de tristeza, dificultad para sobrellevar o afrontar la vida cotidiana normal, sentimientos de inutilidad y desesperanza, irritabilidad, insatisfacción o desinterés con las actividades realizadas, asociado a alteraciones del comportamiento, del grado de actividad y del pensamiento, y es una de las principales causas de discapacidad en todo el mundo. Sin embargo, a veces llamamos «depresión» a lo que simplemente es un estado de tristeza temporal originada por alguna causa, y que remite sin tratamiento farmacológico ni ayuda médica cuando se supera la causa o, si no tiene remedio, cuando «se aprende a vivir con ella».

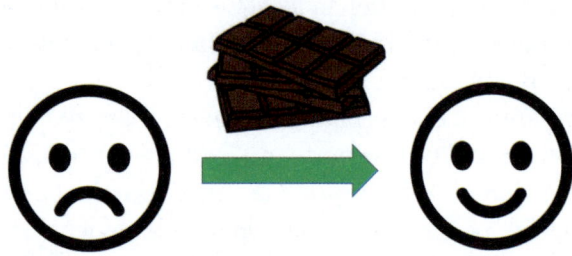

Con frecuencia oímos que «el chocolate es bueno para la depresión» pero, ¿es eso cierto? Parece ser que sí, al menos en parte, porque no podemos pretender curar una verdadera depresión con él, pero sí podemos «levantarnos el ánimo» cuando estamos simplemente tristes.

El chocolate contiene varios compuestos que justifican estos efectos beneficiosos. Uno de ellos es el **triptófano**, que es un aminoácido precursor de un neurotransmisor que nos hace sentir mejor, que es la **serotonina**. Además, el chocolate también aumenta en el cerebro los niveles de otro neurotransmisor que ayuda a regular las emociones, que es la **dopamina**. También contiene **feniletilalanina**, que es un antidepresivo natural que contribuye a mejorar la motivación. Al mismo tiempo, contiene **teobromina** (que es similar a la cafeína del café), y que provoca cierto estado de euforia, aunque de manera más suave que la cafeína. Además, existe la asociación psicológica positiva del chocolate con su aroma, su textura, su sabor, etc. agradables, es decir, «comer chocolate te hace sentir mejor».

Y nos podemos preguntar: «Entre los diferentes tipos de chocolate (negro, con leche, blanco, con frutos secos, con picante, etc.), ¿cuál es el mejor?». Sin duda, si buscamos un efecto beneficioso el mejor es el chocolate con alto porcentaje en cacao (por encima del 70%), el que posee mayor contenido en los compuestos anteriormente citados. Sin embargo, si lo que buscamos es quitarnos la tristeza mediante la «sensación placentera», cada persona tendrá que elegir el tipo de chocolate según sus preferencias.

En cualquier caso, los efectos «antidepresivos» del chocolate son siempre efímeros, y no podemos abusar de él porque nos aporta una cantidad nada despreciable de kilocalorías.

Depresión: Causas, síntomas y tratamiento. *Clínica Universidad de Navarra*. (s.f.). https://www.cun.es/enfermedades-tratamientos/enfermedades/depresion

Parker, G., Parker, I., & Brotchie, H. (2006). Mood state effects of chocolate. *Journal Of Affective Disorders*, 92(2-3), 149-159. https://doi.org/10.1016/j.jad.2006.02.007

Soares, T. F., & Oliveira, M. B. P. P. (2022). Cocoa By-Products: Characterization of Bioactive Compounds and Beneficial Health Effects. *Molecules, 27*(5), 1625. https://doi.org/10.3390/molecules27051625

Veronese, N., Demurtas, J., Celotto, S., Caruso, M. G., Maggi, S., Bolzetta, F., Firth, J., Smith, L., Schofield, P., Koyanagi, A., Yang, L., Solmi, M., & Stubbs, B. (2018). Is chocolate consumption associated with health outcomes? An umbrella review of systematic reviews and meta-analyses. *Clinical Nutrition*, 38(3), 1101-1108. https://doi.org/10.1016/j.clnu.2018.05.019

35

Para las agujetas nada mejor que tomar agua con azúcar

Uno de los remedios más populares es tomar agua con azúcar tras realizar alguna actividad física para evitar que aparezcan las agujetas. Hace años se pensaba que las agujetas eran debidas a la presencia de **ácido láctico** o lactato durante la actividad física. En una situación normal, cuando los músculos necesitan energía empiezan a hidrolizar el glucógeno que tienen almacenado (glucogenolisis) y obtienen glucosa. Esta glucosa se va metabolizando mediante una ruta conocida como **glucolisis** para obtener la energía que el músculo necesita. La glucolisis consiste en una serie de reacciones donde la glucosa se convierte en piruvato, que posteriormente se metabolizará para seguir generando energía para el organismo.

-------------------- **Situación aeróbica** --------------------

$$\text{Glucosa} + 2NAD^+ + 2(ADP + P_i) \rightarrow \begin{array}{c} 2\text{Piruvato} + 2(NADH + H+) + \\ 2ATP + 2H_2O \end{array}$$

$$2\times[\text{Piruvato} + CoA + NAD^+ \rightarrow \text{Acetil-CoA} + CO_2 + (NADH + H^+)]$$

$$2\times[\text{Acetil-CoA} + (GDP + P_i) + \atop 3NAD^+ + FAD + 2H_2O} \rightarrow \begin{array}{c} 2CO_2 + CoA + GTP + 3(NADH + \\ H^+) + FADH_2] \end{array}$$

-------------------- **Situación anaeróbica** --------------------

$$\text{Glucosa} + 2NAD^+ + 2(ADP + P_i) \rightarrow \begin{array}{c} 2\text{Piruvato} + 2(NADH + H^+) + \\ 2ATP + 2H_2O \end{array}$$

$$2\times[\text{Piruvato} + NADH + H^+ \rightarrow \text{Lactato} + NAD^+]$$

Cuando estamos en presencia de oxígeno (**vía aeróbica**) el piruvato obtenido se sigue oxidando, entra en el ciclo de Krebs y genera la energía que el cuerpo necesita.

Cuando estamos realizando una actividad física intensa, se produce un aumento de las necesidades de glucosa y energía por parte del músculo, pero además no se produce un aporte de oxígeno adecuado que permita llevar a cabo la oxidación del piruvato. Por ello se produce lactato, que se empieza a acumular en las células musculares y se producen los síntomas de fatiga muscular que pueden variar según la persona, pero generalmente se produce dolor muscular, ardor, calambres, dolor de estómago, náuseas, aumento rápido y acelerado de la respiración e imposibilidad de continuar con el nivel o ritmo de esfuerzo.

Es decir, el lactato aparece cuando el organismo no puede obtener más energía a través de la vía aeróbica. A partir de ese momento nuestro metabolismo entra en **fase anaeróbica** y el lactato es el producto generado en esa vía o en ese proceso.

 Pero esta situación anaeróbica no está relacionada con la aparición de las agujetas. Las agujetas son pequeñas **microrroturas** musculares y suelen aparecer cuando se ejercita un músculo por primera vez o cuando se retoma la actividad física tras un periodo de parón. Suelen aparecer durante las 24-48 horas posteriores a la actividad física. Son molestas porque duelen y porque disminuyen el movimiento de un músculo, pero no suponen ningún riesgo para la salud y además son temporales.

Las agujetas no pueden evitarse, pero si realizas una actividad física constante irán desapareciendo a la vez que ejercitas los músculos. Y, como se ha comentado previamente, se deben a pequeñas microrroturas musculares, así que el consumo de agua con azúcar no servirá ni para prevenirlas ni para aliviarlas y, por lo tanto, este famoso mito es falso.

David L., N; Michael M., C. (2018) *Lehninger. Principios de Bioquímica* (7ª Ed.). Editorial Omega.

McHugh, M. P., Connolly, D. A., Eston, R. G., & Gleim, G. W. (1999). Exercise-Induced Muscle Damage and Potential Mechanisms for the Repeated Bout Effect. *Sports Medicine*, *27*(3), 157-170. https://doi.org/10.2165/00007256-199927030-00002

Capítulo 3

Leche

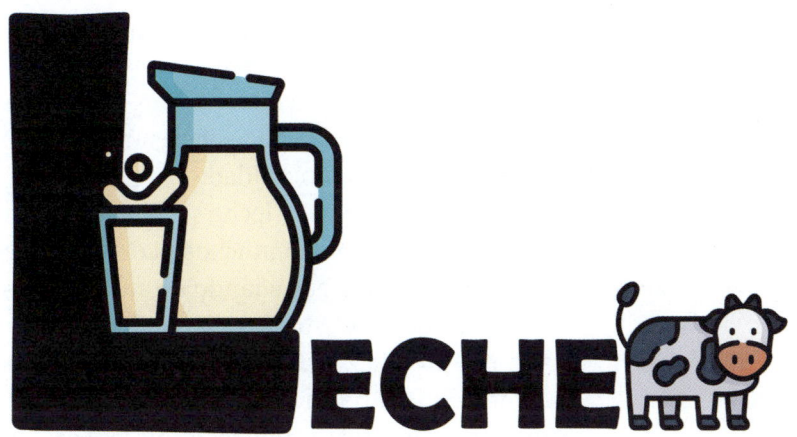

La leche produce mucosidad

Hay alimentos que, aunque se han consumido desde siempre, tienen mala fama. Es el caso de la leche. La leche ha sido objeto de críticas, desde cuestionamientos sobre la propia salubridad de la misma, afirmando que contiene antibióticos, hasta el efecto que tiene en nuestro organismo, como la producción de mucosidad. Pero la verdad es que esto no es cierto.

Desde el punto de vista de la seguridad alimentaria, la leche es segura, y podemos afirmar, gracias a los controles exhaustivos que existen, que no contiene antibióticos. En cuanto a la mucosidad que puede llegar a producir, veamos qué hay detrás de esta afirmación.

Esta creencia estaba muy arraigada en el pasado, pero hoy en día sigue presente. En internet hay innumerables páginas que recomiendan disminuir el consumo de lácteos cuando estamos resfriados o sufrimos de gripe. Esto puede deberse a que, cuando los lácteos se mezclan con la saliva, generan una sensación espesa en la boca que puede confundirse con la mucosidad.

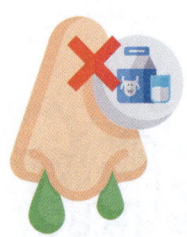

La creencia de que la leche produce mucosidad es tan común que muchos padres deciden no dársela a sus hijos cuando están enfermos. Sin embargo, los estudios disponibles concluyen que **no hay evidencia suficiente** para confirmar una relación directa entre el consumo de lácteos y la producción de mucosidad. Por lo tanto, no se recomienda restringir su consumo basándose en esta hipótesis, ya que dicha decisión podría llevar a **importantes déficits nutricionales**. En el marco de una dieta saludable, se recomienda un consumo de 2 a 4 raciones diarias de leche y derivados lácteos (como yogur o queso), dependiendo de la edad y situación fisiológica. Para los niños, la cantidad recomendada es de 3 raciones diarias.

Por todo ello, a menos que exista una prescripción médica específica para dejar de consumir algún alimento cuando estamos enfermos, no deberíamos hacerlo. Como bien dice el título: ¡que no te lo cuenten! Ahora ya sabes que la ciencia no respalda este mito.

Martínez, J.A., Cámara, M., Giner, R., González, E., López, E., Mañes, J., Portillo, M.P., Rafecas, M., Gutiérrez, E., García, M. y Domínguez, L. Informe del Comité Científico de la Agencia Española de Seguridad Alimentaria y Nutrición (AESAN) de revisión y actualización de las Recomendaciones Dietéticas para la población española. *Revista del Comité Científico de la AESAN*, 2020, 32, pp: 11-58

Freire, D. M. P., Calvo, N. M., Blanco, L. G., Zazpe, I., Zallo, N. Á., & Galarraga, L. M. (2018). Asociación del consumo de lácteos con las infecciones respiratorias: ¿mito o realidad? *Pediatría Atención Primaria, 20*(77), 45-52. http://scielo.isciii.es/pdf/pap/v20n77/en_1139-7632-pap-20-77-45.pdf

La leche empeora la tendinitis

Los tendones constituyen la parte final del músculo que se une con los huesos. De esta manera, se pueden mover las estructuras cuando se da una contracción del tejido muscular. La *tendinitis* es una **inflamación** del tendón que se puede dar por diversas causas, aunque lo más habitual es que se produzca por causas traumatológicas, sobre todo desgarros. Su sintomatología se caracteriza por inflamación, dolor, hipersensibilidad, debilidad y disfunción de la zona afectada, entre otros.

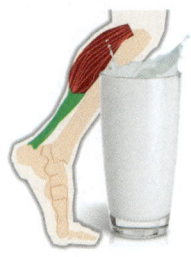

En ocasiones, una de las recomendaciones que se da a personas con esta afectación es la de dejar de consumir leche pero, ¿realmente tiene una base científica suficiente esta afirmación? La tendencia de evitar el consumo de leche y lácteos en la tendinitis sostiene que la ingesta de productos lácteos puede agravar procesos inflamatorios, entre los que se encuentra la tendinitis. Esto se debe a la presencia de la beta-caseína en la leche, que en algunos casos se ha asociado con un aumento de la inflamación. Sin embargo, la leche contiene muchos otros compuestos bioactivos como la **leucina**, con distintas funciones positivas en nuestro organismo. En diferentes estudios en los que analizan la influencia de los productos lácteos sobre la inflamación se ha podido ver que éstos, en especial los fermentados, pueden disminuir la presencia de algunos marcadores inflamatorios.

Otra de las razones por la que puede que se da la recomendación de no tomar leche es en el caso de la tendinitis calcificante, que es un tipo de tendinitis que se produce por un depósito de **cristales de hidroxiapatita cálcica** en la zona del tendón. Ante esto, se puede pensar que el hecho de ingerir un producto rico en calcio como la leche puede empeorar la sedimentación de calcio. No obstante, no hay evidencia que apoye esa afirmación.

A modo de conclusión, en caso de que no padezcamos algún tipo de intolerancia o alergia a la leche o a los productos lácteos, no hay evidencia suficiente para afirmar la leche pueda empeorar un proceso de tendinitis.

Bordoni, A., Danesi, F., Dardevet, D., Dupont, D., Fernandez, A. S., Gille, D., Santos, C. N. D., Pinto, P., Re, R., Rémond, D., Shahar, D. R., & Vergères, G. (2015). Dairy products and inflammation: A review of the clinical evidence. *Critical Reviews In Food Science And Nutrition, 57*(12), 2497-2525. https://doi.org/10.1080/10408398.2014.967385

Gao, R., Rapin, N., Elnajmi, A. M., Gordon, J., Zello, G. A., & Chilibeck, P. D. (2020). Skim milk as a recovery beverage after exercise is superior to a sports drink for reducing next-day postprandial blood glucose and increasing postprandial fat oxidation. *Nutrition Research, 82,* 58-66. https://doi.org/10.1016/j.nutres.2020.08.007

Ulven, S. M., Holven, K. B., Gil, A., & Rangel-Huerta, O. D. (2018). Milk and Dairy Product Consumption and Inflammatory Biomarkers: An Updated Systematic Review of Randomized Clinical Trials. *Advances In Nutrition, 10,* S239-S250. https://doi.org/10.1093/advances/nmy072

La leche ayuda a combatir el insomnio

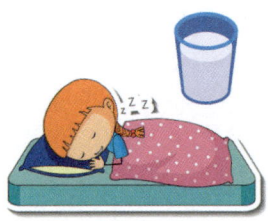

El insomnio es un trastorno frecuente del sueño que afecta a una tercera parte de la población, sobre todo a ancianos y mujeres. Se define como una *dificultad para conciliar y mantener el sueño, despertar antes de lo deseado o tener una calidad del sueño poco satisfactoria*, lo que conlleva sensación de falta de descanso al despertar, fatiga, somnolencia diurna excesiva, deterioro cognitivo y menor rendimiento, riesgos para la seguridad, estado de ánimo deprimido, etc. Además, a largo plazo, el insomnio está asociado a mayor riesgo de sufrir diversas patologías como sobrepeso y obesidad, diabetes tipo 2, hipertensión, enfermedades cardiovasculares y neurodegenerativas, cáncer y mortalidad por diferentes causas.

Desde tiempos inmemorables siempre se ha dicho que beberse un vaso de leche templada (no fría porque espabila) antes de acostarse ayuda a dormir bien, lo cual es cierto. Hasta hace pocos años, numerosos estudios demostraban que varios componentes que se encuentran en la leche favorecen la conciliación y mantenimiento del sueño. Tal es el caso del **triptófano**, que es un aminoácido esencial precursor de dos biomoléculas que mejoran la inducción y la calidad del sueño: la **serotonina** y la **melatonina**. Además, la leche aporta muchos de los nutrientes necesarios para la transformación del triptófano en serotonina y melatonina (vitaminas B_6 y ácido fólico, zinc, magnesio, etc.), y también varios componentes antioxidantes (como son diversas vitaminas y minerales, glutatión, etc.) y proteínas antiinflamatorias (lactoferrina, lactoperoxidasa, lactoalbúmina, etc.) que mejoran la calidad del sueño.

Recientemente, la atención se ha centrado en la relación del sueño con la microbiota intestinal (que son los **microbios simbióticos** que se localizan de manera normal en el intestino y que, en algunos casos, realizan funciones específicas). De hecho, está demostrado que la alteración de la microbiota provoca, entre otras, alteraciones en el sueño. En este sentido, algunos autores afirman que tanto la leche como los productos lácteos, como el yogur y el kéfir, ingeridos de forma habitual, y no necesariamente por la noche antes de acostarnos, pueden mejorar la composición de la microbiota intestinal, ya que los péptidos antimicrobianos producidos por la digestión de las proteínas de la leche y de la lactosa (principal carbohidrato de la leche) facilitan el crecimiento de las bacterias beneficiosas como son los *Lactobacillus* y los *Bifidobacterium*.

Por último, se ha demostrado que una mezcla de **péptidos** (trozos de proteínas) procedentes de la digestión de la caseína (principal proteína de la leche), alivia el estrés y mejora el sueño, y dentro de esta mezcla, han identificado varios péptidos específicos (α-casozepina o α-CZP, YPVEPF y YFYPEL) que podrían ser responsables de algunos de los efectos anti-insomnio de la leche.

Por tanto, sí que es cierto que un vaso de leche templada antes de acostarse ayuda a conciliar el sueño y a que éste sea de mayor calidad.

Aslam, H., Marx, W., Rocks, T., Loughman, A., Chandrasekaran, V., Ruusunen, A., Dawson, S. L., West, M., Mullarkey, E., Pasco, J. A., & Jacka, F. N. (2020). The effects of dairy and dairy derivatives on the gut microbiota: a systematic literature review. *Gut Microbes, 12*(1), 1799533. https://doi.org/10.1080/19490976.2020.1799533

Komada, Y., Okajima, I., & Kuwata, T. (2020). The Effects of Milk and Dairy Products on Sleep: A Systematic Review. *International Journal Of Environmental Research And Public Health, 17*(24), 9440. https://doi.org/10.3390/ijerph17249440

Ortega, R. M., Jiménez-Ortega, A. I., García, R. M. M., Cervera-Muñoz, A., & Salas-González, M. D. (2023). Properties of milk in sleep induction. *Nutrición Hospitalaria.* https://doi.org/10.20960/nh.04947

Qian, J., Zheng, L., Su, G., Huang, M., Luo, D., & Zhao, M. (2021). Identification and Screening of Potential Bioactive Peptides with Sleep-Enhancing Effects in Bovine Milk Casein Hydrolysate. *Journal Of Agricultural And Food Chemistry, 69*(38), 11246-11258. https://doi.org/10.1021/acs.jafc.1c03937

45

Capítulo 4

Agua y alcohol

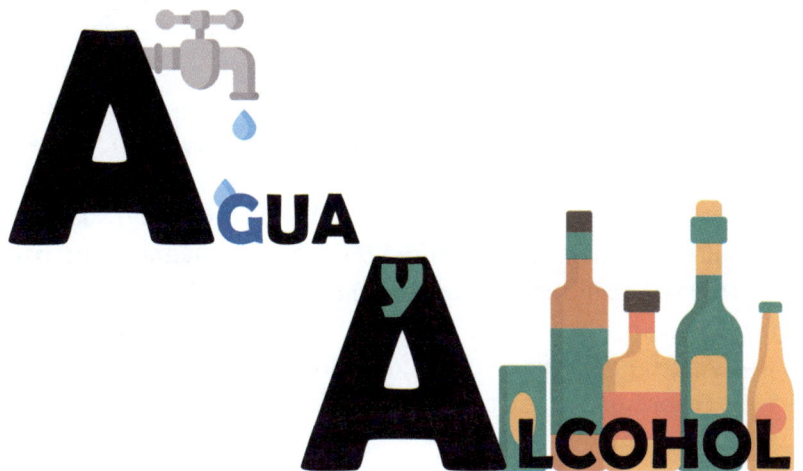

Beber agua durante las comidas engorda

Si nos fijamos en la última *pirámide nutricional* publicada por la Sociedad Española de Nutrición Comunitaria (SENC), donde se indican recomendaciones de estilos de vida saludable, el agua aparece en la base. Su ingesta recomendada es entre 4 y 6 vasos al día. Lo mismo ocurre si escogemos el *plato saludable* de la universidad de 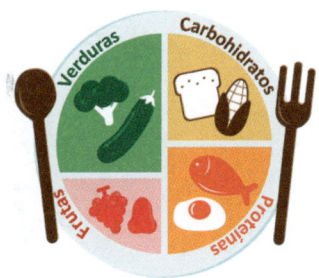 Harvard, donde la bebida recomendada es agua, té o café, frente a los lácteos, los zumos o las bebidas azucaradas. Es importante remarcar que estas recomendaciones aumentan cuando se incrementa la temperatura ambiente ya que, cuanto mayor es la temperatura ambiente, mayor será la cantidad de agua que perderemos mediante la sudoración y, por lo tanto, mayor será la ingesta recomendada. Lo mismo ocurre en el caso de realizar actividad física o deporte.

Por otro lado, si reparamos en la definición de *nutriente*, el agua entra dentro de esa clasificación, ya que se define como **nutriente** *cualquier sustancia que cumple alguna de las siguientes 3 funciones en nuestro organismo*:
— Aportar energía, es decir, kilocalorías
— Tener función estructural o plástica
— Ser regulador

En el caso del agua se cumplen dos de estas funciones. El agua aporta **estructura** a nuestro organismo, ya que alrededor del 55 % del peso corporal de las mujeres adultas es agua y aproximadamente el 60 % en el caso de los hombres, siendo este porcentaje mayor en los bebés. El agua se encuentra dentro de las células, en los líquidos intersticiales y en la sangre. Pero, además, el contenido de agua en los órganos y tejidos es muy elevado. Por ejemplo, en el caso de los riñones, alrededor del 80 % de su peso es agua, y lo mismo que ocurre en el caso de los pulmones. En el caso de los huesos, ese contenido es menor y ronda el 20 % de su peso.

El agua también tiene función **reguladora** ya que el agua interviene en numerosas reacciones que se llevan a cabo en nuestro cuerpo, bien como reactivo o bien como líquido necesario para la absorción, digestión, transporte y excreción de los nutrientes. Además, el agua nos ayuda a contralar la temperatura corporal, la densidad de la sangre, la humedad de la piel, y la regulación hormonal, entre otras funciones.

Pero el agua no aporta energía y, por tanto, nunca vamos a engordar por consumir agua. Da igual si consumimos agua antes, durante o después de las comidas. Es cierto que, si nos pesamos antes de beber agua, bebemos, por ejemplo, 2 vasos de agua, y nos volvemos a pesar pesaremos más. Pero eso no significa engordar. Engordar significa aumentar la masa grasa, y si el agua no aporta energía, eso nunca a va ser posible.

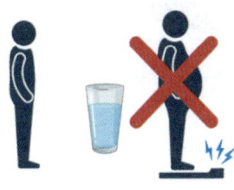

Es más, si bebemos agua durante las comidas o previamente, puede que sintamos mayor sensación de **saciedad** debido a la presencia de ese volumen de agua en nuestro estómago y comamos menos. Así que el mito de que beber agua antes, durante o después de las comidas engorda es falso.

Bartrina, J. A., Val, V. A., Aldalur, E. M., De Victoria Muñoz, E. M., Anta, R. M. O., Pérez-Rodrigo, C., Izquierdo, J. Q., Martín, A. R., Viñas, B. R., Castell, G. S., Marí, J. A. T., Moreira, G. V., & Majem, L. S. (2016). Guías alimentarias para la población española (SENC, 2016); la nueva pirámide de la alimentación saludable. *Nutrición Hospitalaria*. https://www.nutricionhospitalaria.org/articles/00827/show

Harvard T.H. Chan School of Public Health. El plato para comer saludable (2023). Recuperado el 23 de Mayo de 2024, disponible en: https://www.hsph.harvard.edu/nutritionsource/healthy-eating-plate/

Beber cerveza aumenta la producción de leche

Hasta hace no muchos años, las madres y abuelas recomendaban a sus hijas y nietas en periodo de lactancia que bebieran cerveza porque así aumentarían su **producción láctea**. Nada más lejos de la realidad, además de que se trata de una práctica peligrosa para el niño lactante, puesto que el alcohol pasa a la leche y puede causarle sedación, irritabilidad y posible retraso psicomotor.

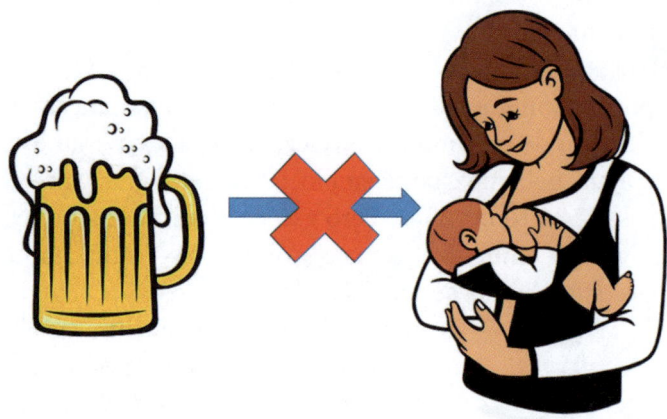

Sin embargo, algo de base científica sí tiene esta afirmación, pues hay estudios que demuestran que a los 30 minutos de la ingestión de cerveza aumentan los niveles de **prolactina** en sangre (la prolactina es la hormona que ayuda a sintetizar la leche). Sin embargo, también hay estudios que demuestran que, a la larga (entre las tres y las cuatro horas después de la ingesta de alcohol), disminuyen los niveles de esta hormona, reduciendo, por tanto, la síntesis de leche. Además, está comprobado que el consumo de alcohol disminuye la secreción de **oxitocina** (que es la hormona encargada de la eyección de la leche), lo que reduce su salida entre un 10 % y un 15 % y, por tanto, el bebé reduce su alimentación porque realiza tomas de menor volumen.

No obstante, las madres en período de lactancia sí pueden beber cerveza 0,0 que, además de ser inocua para el lactante, les aporta un suplemento de agua, de algunas vitaminas del grupo B y, sobre todo, es una excelente fuente de sustancias antioxidantes. Por tanto, la ingestión de cerveza 0,0 por parte de la madre lactante podría contribuir a mejorar el aporte de **antioxidantes** al lactante.

En el caso de que una madre lactante beba cerveza (u otra bebida con alcohol), debe evitar dar el pecho hasta 2 horas y media por cada 12-15 g de alcohol consumidos, lo que equivaldría a unos 330 mL de cerveza con un grado alcohólico del 5 %, un vaso pequeño de vino de unos 125 mL con un grado alcohólico cercano al 12 %, o una copa de 40 mL de licor con un grado alcohólico del 40 %.

De Rosa, G., Corsello, S., Ruffilli, M., Della Casa, S., & Pasargiklian, E. (1981). PROLACTIN SECRETION AFTER BEER. *The Lancet*, *318*(8252), 934. https://doi.org/10.1016/s0140-6736(81)91422-7

Medina, T. P., De Argila Fernández-Durán, N., Sánchez, A. P., & González, L. S. (2015). [Benefits of moderate beer consumption at different stages of life of women]. *PubMed*, *32 Suppl 1*, 32-34. https://doi.org/10.3305/nh.2015.32.sup1.9476

Mennella, J. (2001). Alcohol's effect on lactation. *PubMed*, *25*(3), 230-234. https://pubmed.ncbi.nlm.nih.gov/11810962

Vargas-Zarate, M., Becerra-Bulla, F., Balsero-Oyuela, S. Y., & Meneses-Burbano, Y. S. (2020). Lactancia materna: mitos y verdades. Artículo de revisión. *Revista de la Facultad de Medicina*, *68*(4). https://doi.org/10.15446/revfacmed.v68n4.74647

La cerveza como bebida isotónica

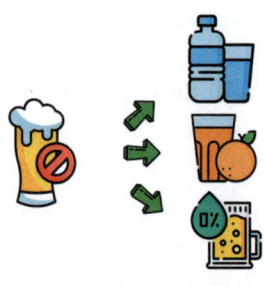 Lo primero que tenemos que saber es qué es una *bebida isotónica*. Se conocen como bebidas isotónicas a aquellas que ayudan a los deportistas a recuperar los nutrientes que pierden en la práctica de la actividad física, bien por el sudor (agua y electrolitos), o mediante el esfuerzo (glucosa). Por ello, estas bebidas ayudan a la **rehidratación** y suelen llevar en su composición agua, cloruro de sodio (sal), bicarbonato sódico, azúcar, potasio y otros minerales.

Pero ¿puede la cerveza ser una bebida isotónica adecuada? Si miramos su composición el 92,4 % es agua, contiene algo de azúcar, sodio, potasio, magnesio y ácido fólico principalmente. Los mismos nutrientes que hemos comentado previamente se encuentran en una bebida isotónica, pero no olvidemos que la cerveza también contiene **alcohol**, y el alcohol no nos va a ayudar a hidratarnos, más bien todo lo contrario, el alcohol nos deshidrata (como ya se ha comentado previamente). En este efecto interviene la **hormona antidiurética**, que se produce en el hipotálamo y cuya función es controlar la reabsorción de agua mediante la concentración de la orina en los túbulos renales. Pero cuando consumimos alcohol, esta hormona se inhibe y por eso perdemos mayor contenido de agua en forma de orina y, por lo tanto, nos deshidratamos. Y desde luego, después de hacer deporte donde hemos sudado y hemos perdido agua y electrolitos y, por lo tanto, estamos deshidratados, lo que menos necesitamos es una bebida que nos ayude a perder más agua.

Si en lugar de cerveza hablamos de una **cerveza 0,0** o de una **cerveza sin alcohol**, la cosa cambia. En este caso, el contenido de agua y nutrientes es similar a la cerveza convencional salvo el contenido de alcohol, que es entre 0 y 0,9 % según sea la «0,0» o la «sin alcohol» y, por lo tanto, sí que podría ser una bebida interesante que nos podría ayudar a recuperar esos electrolitos perdidos a la vez que nos rehidratamos.

Pero si no queremos consumir cerveza 0,0 o sin alcohol, en el mercado hay multitud de bebidas isotónicas con el contenido adecuado de electrolitos para ayudarnos en la rehidratación, o se puede hacer en casa de forma casera. Para ello, en 1 litro de agua se añade una cucharadita de sal, otra de bicarbonato sódico, dos cucharaditas de azúcar y 100 mL de zumo de limón o de naranja o de la fruta que se desee.

En definitiva, después de hacer deporte o en situaciones de deshidratación es mejor olvidarnos de cualquier bebida que contenga alcohol y buscar alternativas más adecuadas como agua, zumos, frutas, bebidas isotónicas o cervezas sin alcohol.

BEDCA: Base de datos española de composición de alimentos (s.f.). Recuperado el 18 de julio de 2024 y disponible en: https://www.bedca.net/bdpub/

Capítulo 5

Carne y pescado

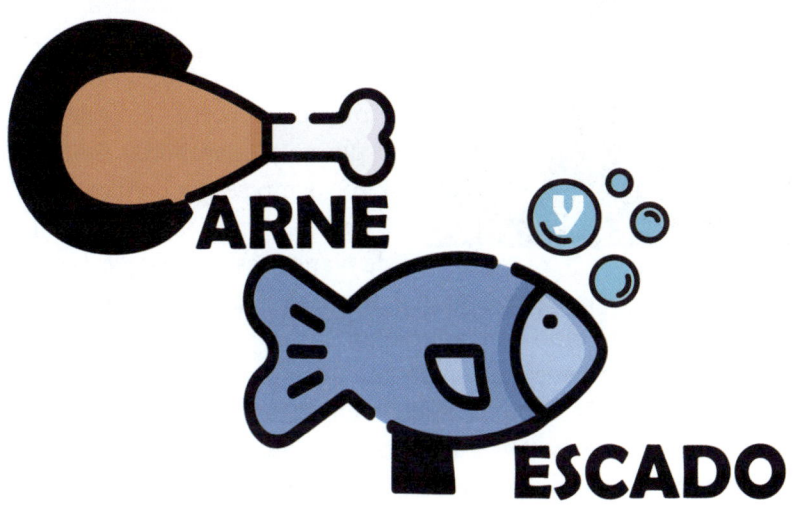

La carne roja es peor que la carne blanca

«El conejo es muy sano porque es carne blanca», «yo no como cerdo porque es carne roja»... Últimamente escuchar afirmaciones de este estilo no es de extrañar, ya que, hasta la televisión se hace eco de este tema. Pero, ¿sabemos qué es realmente la carne roja y la carne blanca?

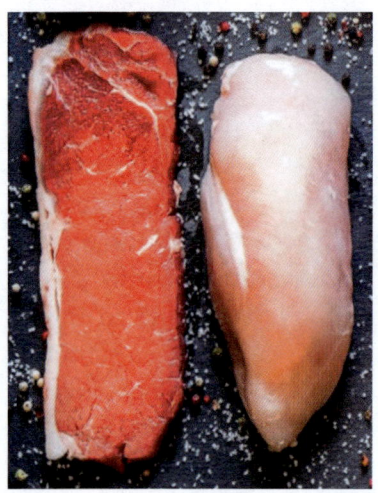

Según Elika (Fundación Vasca para la Seguridad Agroalimentaria), la **carne** es la parte comestible de los músculos que se obtienen a partir de ganado bovino, ovino, porcino, caprino y equino, sanos y sacrificados en condiciones higiénicas. En esta definición también entrarían animales de corral, caza de pelo y pluma y mamíferos marinos. Debe de presentar un olor característico, y su **color** debe oscilar de blanco rosáceo al rojo oscuro, dependiendo de la especie animal, raza, edad, alimentación, forma de sacrificio y tiempo de maduración. En esta última frase está la clave que tanta preocupación genera entre los consumidores. Los diferentes tipos de carne se pueden clasificar en dos grandes grupos: **carne roja** y **carne blanca**, siendo esta la forma más común de distinguir las carnes disponibles en el mercado en la actualidad. Una manera sencilla de distinguir la carne roja puede ser observando el color que tiene cuando está cruda y fresca. Por regla general, la denomina como carne roja tiene un color más rojizo y la carne blanca tiene un color más rosáceo.

Aparte del color, nutricionalmente hablando, las carnes rojas (incluidas las vísceras) contienen una mayor cantidad de **hierro**.

Además, por lo general contienen mayor cantidad de grasa y purinas. Las purinas pueden estar contraindicadas para los enfermos que sufren de gota, ya que contribuyen a la formación de ácido úrico. La carne blanca contiene menor cantidad de hierro y menor cantidad de grasa. Cabe destacar que las dos son una fuente rica en **proteínas**.

Gracias a la composición que tiene la carne roja, ésta dispone de un sabor más intenso, lo que hace que sea más sabrosa. Sin embargo, los compuestos que le confieren esas características organolépticas son aquellos que le confieren también el valor nutricional negativo. Al ser más rica en grasa, especialmente en **grasa saturada**, hace que su consumo tenga que estar limitado. Un consumo excesivo de grasa saturada aumenta los niveles de colesterol en la sangre, lo que puede hacer que las arterias se obturen y que aumente la probabilidad de sufrir un ataque cardíaco. Además, según los últimos estudios, aunque otros productos de origen animal como el queso, la leche, etc. también son ricos en grasa saturada, el riesgo de padecer estas enfermedades está fundamentalmente relacionada con la grasa saturada de origen cárnico. Esta sería una de las razones por las que habría que limitar el consumo de carne, principalmente de carne roja.

Además, en 2015, la Organización Mundial de la Salud (OMS) evaluó la **carcinogenicidad** (potencial para causar cáncer) de las carnes rojas y procesadas. Este estudio relacionó la ingesta de **grandes cantidades** de carne roja y carne procesada con un incremento en el riesgo de contraer cáncer de intestino. Es importante destacar que este estudio proporcionó información clave sobre la necesidad de moderar el consumo de carnes, especialmente procesadas. El impacto de la ingesta de carne roja y carne procesada en la salud debe considerarse en el contexto de una dieta global. Existen pruebas de que otros factores dietéticos, como el sobrepeso, la obesidad y el consumo de alcohol, juegan un papel mucho más significativo en el aumento del riesgo de diversos tipos de cáncer. En última instancia, este hecho resalta la importancia de seguir una dieta variada y equilibrada, compuesta por diferentes grupos de alimentos esenciales en proporciones adecuadas.

Por todo lo dicho anteriormente, es cierto que el perfil nutricional de la carne roja está sujeto a más contraindicaciones. La carne, sea roja o blanca, no es mala en sí misma, sino que el consumo excesivo puede llevar a que sea perjudicial para la salud del consumidor. Por ello, es necesario tener en cuenta la importancia de moderar su ingesta y mantener una dieta variada. En cuanto a recomendación de consumo, según la AESAN (Agencia Española de Seguridad Alimentaria y Nutrición), es de 2-4 raciones/semana de carne (preferiblemente de pollo, pavo o conejo y no más de 2 raciones/semana de carne roja).

AESAN-Agencia Española de Seguridad Alimentaria y Nutrición. Carne (2018). Recuperado el 15 de junio de 2024 y disponible en: https://www.aesan.gob.es/AECOSAN/web/noticias_y_actualizaciones/temas_de_interes/carne.htm

Vogtschmidt, Y. D., Soedamah-Muthu, S. S., Imamura, F., Givens, D. I., & Lovegrove, J. A. (2024). Replacement of saturated fatty acids from meat by dairy sources in relation to incident cardiovascular disease: The European Prospective Investigation into Cancer and Nutrition (EPIC)-Norfolk study. *The American Journal Of Clinical Nutrition.* https://doi.org/10.1016/j.ajcnut.2024.04.007

¿La carne que consumimos contiene antibióticos y hormonas?

¿Quién no ha escuchado nunca que la carne que llega a nuestros platos está repleta de antibióticos y hormonas? Esta es una de las causas por las que algunas personas prefieren restringir el consumo de carne, teniendo en cuenta que este alimento es una fuente muy importante de proteínas de alto valor biológico, además de múltiples vitaminas y minerales. Es cierto que en el pasado los ganaderos sí administraban a los animales pequeñas dosis de antibióticos de forma regular para impedir que enfermasen y así evitar el retraso en su crecimiento.

No obstante, el uso indiscriminado o preventivo de antibióticos está prohibido en toda la Unión Europea desde el año 2006. Esto es fundamental, ya que el uso indiscriminado y mal empleo de antibióticos puede crear **resistencia** a dichos fármacos, fomentando el crecimiento de «superbacterias» resistentes a estos medicamentos que podrían llegar al ser humano, desencadenando un grave problema sanitario. Por ello, hay que tener en cuenta que los animales, al igual que los seres humanos, solo reciben antibióticos bajo estricto **control veterinario** cuando sufren alguna enfermedad bacteriana con el fin de tratar al propio animal y de proteger al resto del ganado. Aun así, no debemos preocuparnos, ya que hay un **tiempo de espera mínimo** que los ganaderos deben cumplir según la legislación entre la última administración de antibióticos a los animales y la utilización de su carne o su leche, para asegurar que esos fármacos hayan desaparecido de su organismo.

Un caso similar al de los antibióticos es lo que ha ocurrido en las últimas décadas con las **hormonas**. Durante muchos años se han administrado hormonas para acelerar y aumentar el crecimiento del ganado y de las aves de corral, o para que las vacas diesen más leche. Sin embargo, tras determinarse en los años 90 que el uso de estas hormonas podría suponer un riesgo para la salud de los consumidores a largo plazo, y aprobarse en 1996 la prohibición en toda la UE de la administración regular de hormonas, pudiendo únicamente administrarse por motivos veterinarios, esto se reguló a nivel nacional en el año 2004 con el **Real Decreto 2178/2004**.

¡De acuerdo!, pero esto puede hacer desconfiar al consumidor. ¿Cómo se controla esto en la ganadería? No solo existe la regulación anteriormente mencionada que prohíbe el uso general de antibióticos y hormonas en el ganado, sino que además este aspecto está estrictamente controlado por la Agencia Europea de Seguridad Alimentaria (EFSA) debido a que lleva a cabo **controles sanitario periódicos**, como el último publicado en el presente año 2024, donde de las 600.320 muestras analizadas (de carne, pescado, leche, huevos, miel, etc.) en el año 2022, el 99,73 % fueron correctas, no conteniendo antibióticos, hormonas u otras sustancias que podrían suponer un riesgo para nuestra salud por encima de los límites permitidos. Un apunte importante es que dichos límites son mucho más bajos que los que se consideran seguros para las personas. Por poner un ejemplo, si esto no fuera así, en el caso de los antibióticos, esto supondría un grave riesgo para la salud de las personas alérgicas a estos medicamentos.

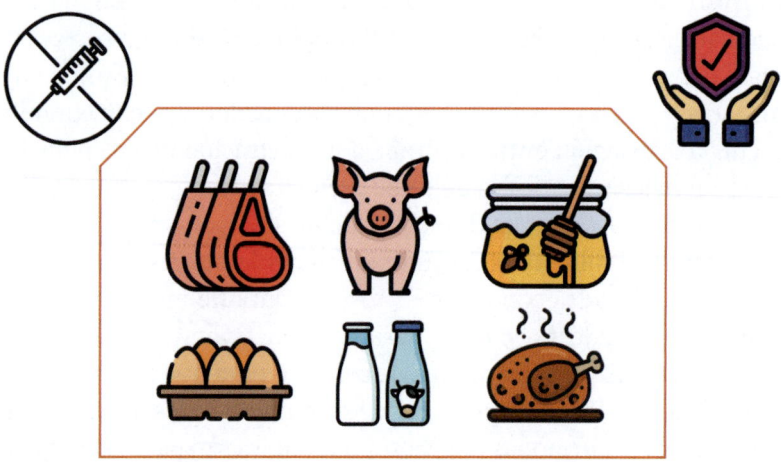

Con toda esta información en la mano, podemos afirmar que la carne que consumimos en Europa no contiene antibióticos, ni hormonas «extras», lo que nos permite disfrutar de este alimento tan nutritivo para llevar a cabo una dieta variada y equilibrada.

European Commission. Ban on antibiotics as growth promoters in animal feed enters into effect (2005). Recuperado el 3 de mayo y disponible en: https://ec.europa.eu/commission/presscorner/detail/en/IP_05_1687

Directrices para una utilización prudente de los antimicrobianos en la medicina veterinaria (2015/C 299/04). *Diario oficial de la UE, 299,* 11 de septiembre de 2015. https://health.ec.europa.eu/document/download/190841e8-5975-4390-a304-908c259592ab_es

Directiva 96/22/EC del consejo del 29 de abril de 1996 por la que se prohibe utilizar determinadas sustancias de efecto hormonal y tireostático y sustancias ^-agonistas en la cría de ganado y por la que se derogan las Directivas 81/602/CEE, 88/146/CEE y 88/299/CEE. *Diario Oficial de las Comunidades europeas, 125,* 25 de mayo de 1996. https://eur-lex.europa.eu/legal-content/EN/ALL/?uri=CELEX %3A31996L0022

Real Decreto 2178/2004, de 12 de noviembre, por el que se prohíbe utilizar determinadas sustancias de efecto hormonal y tireostático y sustancias beta-agonistas de uso en la cría de ganado. Consultado el 04/05/2024. *Ministerio de la Presidencia, 274,* de 13 de noviembre de 2004: https://www.boe.es/eli/es/rd/2004/11/12/2178.

EFSA: Agencia Europea de Seguridad Alimentaria. Report for 2022 on the results from the monitoring of veterinary medicinal product residues and other substances in live animals and animal products. (2024). Recuperado el 14 de mayo de 2024 en: https://efsa.onlinelibrary.wiley.com/doi/epdf/10.2903/sp.efsa.2024.EN-8669

¿Y qué pasa con la piel del pollo? ¿Es mejor retirarla antes de comerlo?

El pollo es uno de los alimentos más consumidos en la dieta occidental. Se estima que cada español consume alrededor de 12 kilos de pollo anuales, coronándose como el tipo de carne más consumido en nuestro entorno. Es una fuente de proteínas, vitaminas (en especial del grupo B) y minerales como fósforo, hierro y potasio. No hay duda de que la inclusión de esta carne blanca en la dieta puede formar parte de una dieta equilibrada pero, a día de hoy, se presentan dudas sobre lo sano que puede ser comer la piel del pollo. ¿Deberíamos retirarla de nuestro plato de pollo?

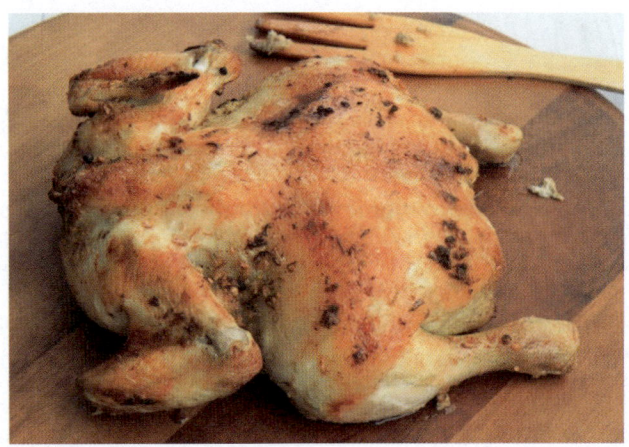

La piel es el órgano más extenso tanto de nuestro cuerpo como del de las aves. Debido a que una de las funciones de la piel es la **función excretora** (eliminar ciertos productos de desecho), se ha pensado que la piel del pollo también podría tener una acumulación de diferentes **toxinas**. Por otro lado, una de las creencias erróneas más extendidas es que comer la piel del pollo puede producir una excesiva expresión de rasgos corporales femeninos al ingerir hormonas femeninas (**estrógenos**) utilizadas para aumentar el crecimiento de estos animales. Esto no es así porque, tal y como se ha explicado en el mito anterior, actualmente está terminantemente prohibido el uso de hormonas en animales de granja para el engorde, como se puede comprobar en el **Real Decreto 2178/2004**, de 12 de noviembre. Esta prohibición se aplica de igual manera a todos los métodos de crianza, siendo indiferente que el pollo haya sido criado en una granja de producción intensiva o de producción ecológica.

Otro dato importante para tranquilizar al consumidor es que, aunque hoy en día el tamaño que podemos observar en algunos pollos es mayor que hace años, esto no es debido a que inoculen algún tratamiento hormonal a estos animales, sino que es debido a un proceso de selección genética para conseguir pollos de mayor tamaño. Sin embargo, cabe la posibilidad de encontrar algunas bacterias nocivas para nosotros presentes en la piel del pollo. Al tratarse de la capa externa del producto, es más susceptible a sufrir una contaminación, pero de la misma forma que se contamina cualquier otro alimento que no ha sido manipulado correctamente o no ha seguido una adecuada cadena de frío. Además, como no consumimos la piel del pollo cruda, al someter el pollo a una temperatura elevada, esas bacterias se eliminarán, por lo que es fundamental consumirlo totalmente cocinado. De hecho, en la piel se pueden encontrar bacterias, como *Salmonella*, *Listeria monocytogenes*, *Staphylococcus aureus* y especialmente *Campylobacter*, por lo que no se recomienda lavar el pollo antes de su consumo para evitar contaminar otros alimentos o instrumentos de cocina durante el proceso.

En cuanto a las propiedades nutricionales de esta parte del pollo, cabe destacar que tiene un elevado porcentaje de grasa, en torno al 30 %, una cantidad especialmente llamativa al compararla con el 3 % de grasa que se puede encontrar en otros cortes como la pechuga. Esto hace que el **aporte calórico** sea elevado, pero puede formar parte perfectamente de nuestra dieta. La cantidad de colesterol también es más elevada que en la carne del pollo. No obstante, la cantidad de piel que comemos en una ración de pollo (a la que no se la hemos retirado) sólo conllevará una pequeña porción del plato, lo que resta relevancia al aporte calórico del conjunto. También cabe destacar que según la forma en la que se ha cocinado también puede variar ese porcentaje de grasa, perdiendo, por ejemplo, gran parte de la misma cuando se consume asado (esa grasa la encontraremos en el jugo que segrega).

Por tanto, el consumo de piel de pollo puede considerarse absolutamente inocuo para la salud humana desde el punto de vista de la seguridad alimentaria, y retirarla de nuestro plato o no, dependerá de nuestra preferencia organoléptica o del aporte nutricional que busquemos.

Connolly, G., Clark, C. M., Campbell, R. E., Byers, A. W., Reed, J. B., & Campbell, W. W. (2022). Poultry Consumption and Human Health: How Much Is Really Known? A Systematically Searched Scoping Review and Research Perspective. *Advances In Nutrition*, *13*(6), 2115-2124. https://doi.org/10.1093/advances/nmac074

Ministerio de Agricultura, Pesca y Alimentación. Informe de tendencias de consumo de los alimentos. Consultado el 19 de junio de 2024. Disponible en: https://www.mapa.gob.es/ca/alimentacion/temas/consumo-tendencias/panel-de-consumo-alimentario/ultimos-datos/default.aspx

Ministerio de la Presidencia. Real Decreto 2178/2004, de 12 de noviembre, por el que se prohíbe utilizar determinadas sustancias de efecto hormonal y tireostático y sustancias beta-agonistas de uso en la cría de ganado. Consultado el 04 de mayo de 2024. Disponible en https://www.boe.es/eli/es/rd/2004/11/12/2178.

Pescado salvaje o de acuicultura, ¿cuál es mejor?

Todos somos conscientes de que el pescado es un alimento básico en nuestra alimentación debido a su gran aporte nutricional. El pescado, al igual que la carne, es un alimento rico en proteínas de elevado valor biológico. Además, es una fuente rica en vitamina D, vitamina B_{12} y minerales como el fósforo, yodo, magnesio y potasio. Aunque no se puede subestimar la cantidad de grasa que presentan algunos tipos de pescado (pescado azul) y su contenido en colesterol, no por esto hay que descartarlo de nuestra dieta, ya que el pescado azul nos aporta nutrientes de enorme interés. Si nos centramos en el beneficio que aporta a nuestra salud cardiovascular, encontramos que 100 g de sardina o salmón cocinados nos aportan 5,7 % y 7,5 % de ácidos grasos insaturados, respectivamente. En concreto, el pescado azul es fuente exclusiva de algunos ácidos grasos omega 3, como el ácido docosahexaenoico (DHA) y el ácido eicosapentaenoico (EPA).

Pero si nos centramos en el tema que nos atañe, tanto los pescados salvajes como los de piscifactoría son nutricionalmente muy interesantes. En este contexto, la producción mundial de pescado criado en granjas ha aumentado espectacularmente, llegando a representar en el año 2020 el 49 % del suministro mundial de pescado y marisco. En concreto, más del 90 % del salmón y de la trucha consumidos en Europa en el año 2021 fue de acuicultura. Sin embargo, todavía hoy en día existe un gran desconocimiento sobre el sistema de crianza de estos animales. En cuanto a las **características organolépticas**, los ejemplares de piscifactoría suelen ser de menor tamaño y presentar una carne más clara y menos jugosa, debido a que ejercitan menos su musculatura en comparación con los salvajes. En cambio, estos últimos tienden a tener un color más intenso, ser más sabrosos y tienen una textura más firme, ya que se ejercitan más al recorrer grandes distancias nadando. Es importante destacar que, debido a esta razón, la cantidad de **gra-**

sa que contiene el pescado de acuicultura suele ser mayor que el salvaje y más constante a lo largo del año, mientras que la cantidad de grasa en el pescado capturado depende de la estación del año en la que nos encontremos. Si nos centramos en el **perfil de ácidos grasos**, este va a depender de su dieta, aspecto que está muy controlado en las piscifactorías. Aunque es cierto que, teniendo en cuenta la composición de esta, los de acuicultura suelen tener un contenido menor de ácidos grasos omega 3, por lo que se está investigando mucho en este campo para optimizar la composición de los piensos.

Otra cuestión fundamental que preocupa a los consumidores es la **seguridad** de estos alimentos. En este sentido, hay que saber que todos los productos alimentarios que encontremos en el mercado cuentan con la garantía sanitaria de haber sido inspeccionados según los protocolos oficiales.

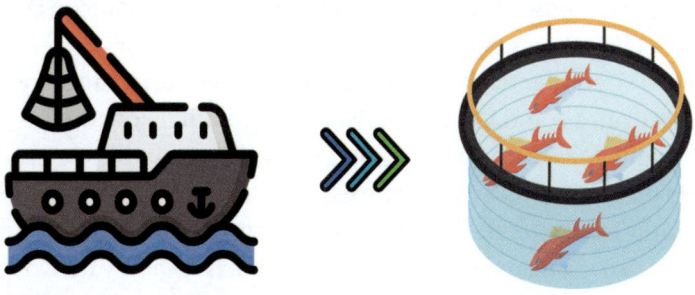

Otro aspecto importante es el **impacto medioambiental** de estos sistemas de producción, ya que se generan excrementos sólidos, restos de alimentos y otros compuestos de desecho. Hay que tener en cuenta que hay diferentes sistemas de producción, y los que mayor influencia tienen en el entorno son los cercados de jaulas marinas, ya que están abiertos al mar, aunque en los últimos años se está invirtiendo mucho en reducir el impacto ambiental que podrían acarrear haciendo que la acuicultura sea una industria **sostenible**.

Teniendo en cuenta todo lo anterior, a la hora de comprar pescado, sabiendo las diferencias entre ambos, más que el origen del pescado nos debería importar la frescura. Si optamos por el pescado salvaje, que generalmente tiene un precio más elevado, comprar especies de proximidad y de temporada nos permitirá obtener precios más asequibles.

BEDCA: Base de datos española de composición de alimentos (s.f). Recuperado el 18 de julio de 2024 y disponible en: https://www.bedca.net/bdpub/

El estado mundial de la pesca y la acuicultura 2022. (2022). En *FAO eBooks*. https://doi.org/10.4060/cc0461es

Koutsoumanis, K., Allende, A., Alvare-Ordóñez, A., Bover-Cid, S., Chemaly, M., De Cesare, A., Herman, L., Hilbert, F., Lindqvist, R., Nauta, M., Nonno, R., Peixe, L., Ru, G., Simmons, M., Skandamis, P., Suffredini, E., Buchmann, K., Careche, M., Levsen, A.,...Bolton, D. (2024). Re-evaluation of certain aspects of the EFSA Scientific Opinion of April 2010 on risk assessment of parasites in fishery products, based on new scientific data. Part 1: ToRs1–3. *EFSA Journal, 22*(4). https://doi.org/10.2903/j.efsa.2024.8719

Presence of microplastics and nanoplastics in food, with particular focus on seafood. (2016). *EFSA Journal, 14*(6). https://doi.org/10.2903/j.efsa.2016.4501

¿Es mejor el pescado fresco que el pescado congelado?

El consumo medio de pescado en España es de 18,56 kilos por persona y año, siendo el pescado más popular la merluza, seguida del bacalao y del salmón. El País Vasco es la segunda comunidad autónoma en la que más se consume, detrás del Principado de Asturias. Cuando vamos a comprarlo, lo podemos encontrar en dos estados de conservación diferentes: fresco o congelado. Pero ¿es realmente mejor el pescado fresco?

El pescado, desde el momento de su captura, va perdiendo propiedades, tanto nutricionales como organolépticas. El pescado es un producto con una elevada cantidad de ácidos grasos poliinsaturados que son muy sensibles a la degradación oxidativa, sobre todo al exponerse a temperaturas elevadas, oxígeno, luz o determinadas condiciones de manipulación. Esto puede generar moléculas secundarias a ese **proceso de oxidación** que son perjudiciales para la salud del consumidor como los radicales libres, los peróxidos y los hidroperóxidos. Añadido a esto, la textura del pescado se deteriora, y tanto el sabor como el olor se ven fuertemente alterados, aunque se conserve a una temperatura de nevera (entre 2° y 8 °C).

Debido a lo mencionado anteriormente, el pescado debe ser o bien consumido lo antes posible, o bien preservado de una manera adecuada. En el caso del pescado fresco éste debe llegar al consumidor lo más rápido posible, para conservar los nutrientes y el sabor de la mejor manera posible. Sin embargo, no siempre tenemos la pescadería al lado el puerto de pesca y, de forma inevitable, el producto se degradará durante el trayecto antes de llegar a nuestros platos. También cabe mencionar que no todo el pescado es capturado junto a la costa o en zonas cercanas al transporte por tierra y, en muchos casos, como ocurre con el pescado de alta mar, los barcos están faenando durante varios días antes de volver a la costa. Durante todo este tiempo, el pescado se degradará, aunque esté en una cámara frigorífica. Sin embargo, cuando el pescado es congelado, ese proceso de degradación se detiene casi por completo y se preserva durante más tiempo, **conservando todos sus nutrientes** casi intactos, especialmente si la congelación (ultracongelación) se ha realizado inmediatamente después de la captura.

En todo caso, es importante asegurarse de que el pescado que se compra no haya sufrido una rotura de la **cadena del frío**. Por otra parte, el proceso de descongelado se debe realizar correctamente para evitar una contaminación microbiana: en el frigorífico, con agua fría o en el microondas, evitando la descongelación a temperatura ambiente. De esta manera, además, podemos mantener las capacidades organolépticas del pescado de la mejor manera posible, porque cuando se descongela a temperatura ambiente, parte del contenido de agua del pez se cristaliza y perderá jugosidad, dándole una textura más seca. En todo caso, se recomienda consumir el pescado congelado en un máximo de 6 meses desde su congelación.

También toma especial relevancia la **prevención de infecciones** por *Anisakis*. Se trata de parásitos que se encuentran en peces marinos y que pueden llegar a nuestro organismo a través de su ingesta. Según la Autoridad Europea de Seguridad Alimentaria, una de las maneras más efectivas de eliminarlos es la congelación durante al menos 5 días. Así que, consumiendo pescado congelado correctamente durante el tiempo indicado, podemos evitar la parasitosis causada por estos nematodos aunque lo consumamos crudo.

Otra de las ventajas del pescado congelado respecto al fresco, se encuentra en su **comodidad** de almacenamiento y consumo. Al disponer del producto congelado, que además se suele comercializar limpio y despiezado, es posible comer ese pescado durante todo el año y se evitan molestias como el mal olor.

Finalmente, otro aspecto a tomar en cuenta a la hora de elegir pescado congelado es el factor económico. Últimamente el precio del pescado en general se ha visto fuertemente incrementado. En el caso del pescado congelado, se estima que su adquisición puede llegar a generar un **ahorro** de hasta el 38 % (dependiendo del tipo de pescado), respecto de la adquisición de pescado fresco. Esto se debe a que, gracias a su posibilidad de almacenaje, se puede adquirir a un precio menor que el fresco. Por tanto, podemos decir que el pescado congelado conserva perfectamente los nutrientes e incluso es más seguro y más económico que el pescado fresco.

Suárez-Medina, M. D., Sáez-Casado, M. I., Martínez-Moya, T., & Rincón-Cervera, M. Á. (2024). The Effect of Low Temperature Storage on the Lipid Quality of Fish, Either Alone or Combined with Alternative Preservation Technologies. *Foods*, *13*(7), 1097. https://doi.org/10.3390/foods13071097

Ministerio de Agricultura, Pesca y Alimentación. Informe de tendencias de consumo de los alimentos (2022). Consultado el 29 de abril de 2024. Disponible en: https://www.mapa.gob.es/es/alimentacion/temas/consumo-tendencias/informe-consumo-2022-baja-res_tcm30-655390.pdf

Comer pescado te vuelve inteligente

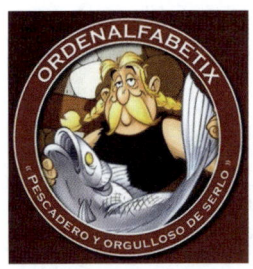

¿Quién no ha oído alguna vez esta frase? ¿O incluso la ha leído en boca del pescadero Ordenalfabetix en las aventuras de Astérix y Obélix?

El pescado aporta muchos nutrientes interesantes (proteínas, vitaminas, minerales, etc.) pero las «estrellas» son sus **ácidos grasos**, sobre todo si es pescado azul (sardina, atún, salmón, caballa, pez espada, etc.). Recordemos que **pescado azul** es aquel que contiene más de un 5 % de grasa (hasta un 12-15 %, en el caso del salmón o del atún), mientras que pescado blanco es el contiene menos de un 3 %, merluza, bacalao, besugo, lenguado, etc. aunque también los hay intermedios (semi-grasos) o los que pasan de un grupo a otro según la época, la edad, el tamaño, etc.

Ácido eicosapentaenoico (EPA)

Ácido docosahexaenoico (DHA)

En concreto, los ácidos grasos del pescado son muy largos (con muchos átomos de carbono) y muy poliinsaturados (con varios dobles enlaces), la mayoría de la serie omega 3. Tal es el caso del EPA (ácido eicosapentaenoico, con una longitud de 20 carbonos y 5 dobles enlaces) y el DHA (ácido docosahexaenoico, con una longitud de 22 carbonos y 6 dobles enlaces).

Existen muchos estudios científicos que demuestran que, en niños, la ingestión de estos ácidos grasos contribuye al **desarrollo de la inteligencia**, **estimula la concentración** y la **memoria** y, por tanto, **mejora el rendimiento escolar**. Además, el consumo frecuente de pescado mejora la **calidad del sueño**, lo que a su vez beneficia el funcionamiento cognitivo (**coeficiente intelectual**) a largo plazo.

También se ha observado que el consumo de pescado por parte de las madres durante el embarazo y la lactancia está asociado a un menor riesgo de retraso del neurodesarrollo en los niños, especialmente en los dominios de motricidad fina y resolución de problemas personal-social, y disminuye los trastornos por déficit de atención e hiperactividad. De hecho, el DHA es fundamental para la formación y función del sistema nervioso y también del visual, mejorando la agudeza y la percepción de colores. Además, en las madres, este ácido graso se asocia con menor prevalencia de diabetes gestacional y de depresión postparto. Y no sólo los niños se benefician de estos ácidos grasos, también los adultos, especialmente los más mayores, puesto que el DHA ralentiza la apoptosis (muerte) de las neuronas, por lo que promueve la prevención, e incluso la mejoría, del deterioro de las funciones cognitivas que suelen acompañar a la vejez, como son la demencia senil, la enfermedad de Alzheimer, el Parkinson, la enfermedad de Huntington o la ataxia de Friedrich, y también afectan positivamente a las alteraciones por traumatismos craneoencefálicos.

Además, las vitaminas del grupo B que contiene el pescado tienen efectos beneficiosos generales sobre el sistema nervioso central, especialmente mejoran la memoria. Asimismo, el pescado contiene cantidades importantes de un aminoácido esencial, la **fenilalanina**, que es el precursor de otras biomoléculas importantes como son la **dopamina** (la denominada *hormona del placer*), la **adrenalina** y la **noradrenalina**, (las hormonas de la alerta, defensa y huida), y del aminoácido **tirosina** (del que se obtienen las hormonas tiroideas).

Y no hay que olvidar que el pescado contiene otros nutrientes importantes como son **hierro** (que previene y trata la anemia), **zinc** (que favorece el crecimiento y desarrollo de los niños y también refuerza el sistema inmunológico), **calcio** (que previene la osteoporosis y los calambres y desgarros musculares), y **proteínas** (imprescindibles para el crecimiento y que ayudan a la reparación de células y tejidos, especialmente el desarrollo de la masa muscular).

Por tanto, si bien es cierto que algunos de los compuestos presentes en el pescado son importantes para el desarrollo y el mantenimiento de un buen estado cognitivo, no hay que pensar que por el hacho de comer pescado nos vamos a hacer más inteligentes.

Inoue, M., Matsumura, K., Hamazaki, K., Tsuchida, A., & Inadera, H. (2024). Maternal dietary intake of fish and child neurodevelopment at 3 years: a nationwide birth cohort—The Japan Environment and Children's Study. *Frontiers In Public Health*, *11*. https://doi.org/10.3389/fpubh.2023.1267088

Liu, J., Cui, Y., Li, L., Wu, L., Hanlon, A., Pinto-Martin, J., Raine, A., & Hibbeln, J. R. (2017). The mediating role of sleep in the fish consumption – cognitive functioning relationship: a cohort study. *Scientific Reports*, *7*(1). https://doi.org/10.1038/s41598-017-17520-w

Prospéro-García, O., Díaz, M. M., Capuleño, I. A., Morales, M. P., Juárez, J. L., & Contreras, A. E. R. (2013). Inteligencia para la alimentación, alimentación para la inteligencia. *Salud Mental*, *36*(2), 101. https://doi.org/10.17711/sm.0185-3325.2013.012

Capítulo 6

Grasas

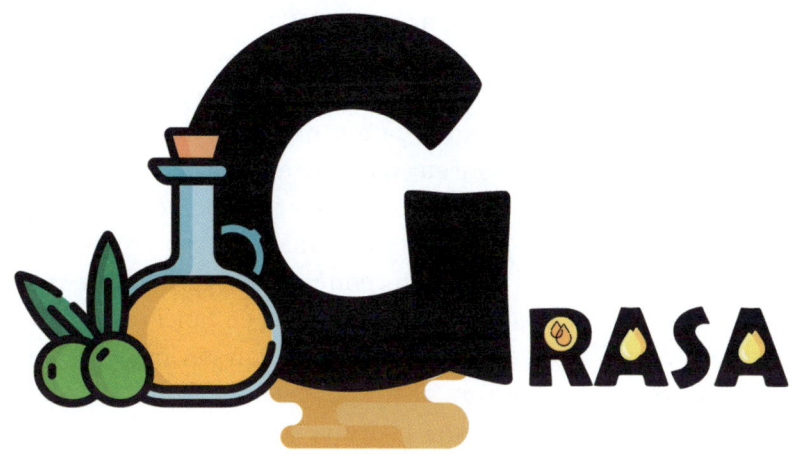

Para cocinar, ¿es mejor el aceite de oliva o el de girasol?

Los aceites vegetales son productos ampliamente utilizados como componente básico en la dieta. No hay duda de que para aliñar una ensalada el mejor aceite es el de oliva. Pero, ¿qué sucede al cocinar? ¿cuál es el mejor aceite?

El aceite está compuesto principalmente por ácidos grasos saturados (sin dobles enlaces), monoinsaturados (un doble enlace) y poliinsaturados (más de dos dobles enlaces). La proporción de estos ácidos grasos varía según el tipo de aceite. Dejando de lado el valor nutricional, que también difiere, nos centraremos en el aspecto tecnológico, específicamente en la **estabilidad térmica**, para determinar cuál es el mejor aceite para cocinar, especialmente para freír.

Durante la fritura se alcanzan elevadas temperaturas (150-190 °C). Esto, unido al hecho de que el aceite esté expuesto al oxígeno y a la humedad ambiental, provoca que se produzcan diversas reacciones químicas que dan lugar a compuestos de degradación. Si estas reacciones se producen en el aceite de forma descontrolada, los compuestos generados pueden ser incorporados en el alimento frito, pudiendo afectar negativamente a sus propiedades sensoriales, y lo que es más importante, a su seguridad. La velocidad de formación de estos productos varía en función de varios factores. Las principales variables que le afectan son los siguientes:

- **Temperatura** y **tiempo** de fritura: cuanto mayores sean ambos parámetros, mayor será la degradación del aceite.
- Número de veces que se **reutilice**: a nivel doméstico, se recomienda realizar frituras en superficie, es decir, en sartén y con poca cantidad de aceite, y evitar reutilizarlo siempre que sea posible, ya que esto acelera su deterioro. En caso de reutilización, es importante destacar que la degradación del aceite se incrementa cuando se somete a ciclos de enfriamiento y calentamiento, así como cuando se calienta en ausencia de alimento.

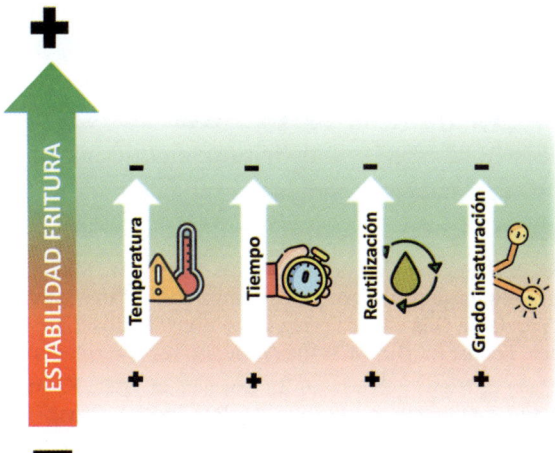

- **Composición del aceite**: es el factor que más influye en las reacciones de degradación durante la fritura, siendo el **grado de instauración** (el número de dobles enlaces presentes) el principal indicador. Cuanto más poliinsaturado sea un aceite (más dobles enlaces tenga), mayor será su tendencia a sufrir alteraciones. Por lo tanto, entre los aceites disponibles en el mercado, el aceite de oliva es el más recomendable para fritura, ya que su ácido graso predominante es el oleico, que es monoinsaturado y contiene un solo doble enlace en su estructura. Esto le confiere una mayor resistencia frente a la degradación en comparación con otros aceites, como el de girasol, cuyo ácido graso principal es el linoleico (diinsaturado), o el de soja, que es rico en ácidos linoleico y linolénico, los cuales contienen dos y tres dobles enlaces, respectivamente. Además, es importante señalar que existen otros componentes minoritarios que también pueden influir en la estabilidad del aceite, como los tocoferoles, polifenoles y fitoesteroles. Estos compuestos pueden ejercer un efecto antioxidante en el aceite, ayudando a protegerlo durante la fritura. Cabe destacar que estos compuestos también pueden ejercer un efecto beneficioso sobre la salud humana.

La calidad del alimento frito, tanto a nivel nutricional, senso-rial como de seguridad, depende en gran medida de la calidad del aceite utilizado. Se recomienda el uso de aceite de oliva, especial-mente Aceite de Oliva Virgen (AOV), debido a su gran estabilidad frente a la degradación a altas temperaturas. En resumen, dando respuesta al título del mito, sí es preferible utilizar aceite de oliva en lugar de aceite de girasol para freír.

Martín-Torres, S., González-Casado, A., Medina-García, M., Medina-Vázquez, M., & Cuadros-Rodríguez, L. (2023). A Comparison of the Stability of Refined Edible Vegetable Oils under Frying Conditions: Multivariate Fingerprinting Approach. *Foods*, 12(3), 604. https://doi.org/10.3390/foods12030604

Milton-Laskibar, I.; Nieva-Echevarría, B.; Goicoechea-Osés, E.; Arellano-García, L.; Fernández-Quintela, A.; Portillo, M. Puy (2023). *Grasas y aceites de la dieta: guía sobre aspectos nutricionales y tecnológicos*. Editorial Universi-dad del Pais Vasco.

¿El aceite de oliva virgen extra es más saludable que el sólo virgen?

Todos somos conscientes de que en el año 2023 la subida del precio del aceite de oliva fue abismal. De hecho, España fue el tercer país de la UE donde más subió el coste de este alimento, siendo este aumento de un 63 % entre enero del año 2023 y 2024. Esta situación ha empujado a algunos consumidores a buscar otras alternativas más económicas para cocinar sus platos, aunque no es tarea fácil identificar correctamente los tipos de aceite dado la gran oferta que hay disponible en el mercado.

No hay que olvidar que, dentro de la categoría de las grasas, el aceite procedente de las aceitunas es el más saludable nutricionalmente, y es por ello que es la principal fuente de grasas en la **Dieta Mediterránea**. Es importante conocer que los aceites de oliva se clasifican en la UE según el **Reglamento CEE 2568/91** atendiendo a su composición química, esto es el grado de acidez, la cantidad de ácidos grasos, entre otros compuestos. Además, la definición de los distintos aceites de oliva viene regulada según el **Reglamento 1308/2013** de la UE. En estos documentos se plasma cómo las diferencias entre el aceite de oliva virgen extra (de ahora en adelante **AOVE**) y el virgen (**AOV**) son únicamente **organolépticas** y también atendiendo a su **grado de acidez**. Es decir, solo puede cambiar su sabor y olor, ya que a nivel químico y a nivel nutricional no hay diferencias entre ambos aceites. En cuanto a la acidez, el AOVE para llevar la coletilla de «**extra**» tiene que tener una acidez libre máxima, en ácido oleico, de 0,8 g por 100 g, mientras que el del AOV es de 2 g por 100 g. Es importante recordar que tanto el AOVE como el AOV salen del primer prensado o centrifugado de las aceitunas, sin posteriores tratamientos químicos ni refinados. Así, los dos zumos de oliva tienen la misma cantidad de compuestos **cardiosaludables**, siendo el ácido oleico su componente principal (50-70 %). Además, contienen antioxidantes como el **hidroxitirosol** y vitamina E, y esteroles que ayudan a reducir el colesterol de la sangre. Sin embargo, como se ha indicado anteriormente, el olor y el sabor puede ser ligeramente diferente, ya que el AOVE debe presentar una calidad organoléptica excelente, soliendo tener un aroma característico a frutas verdes, como a hoja de tomate, a hierba o a frutas maduras.

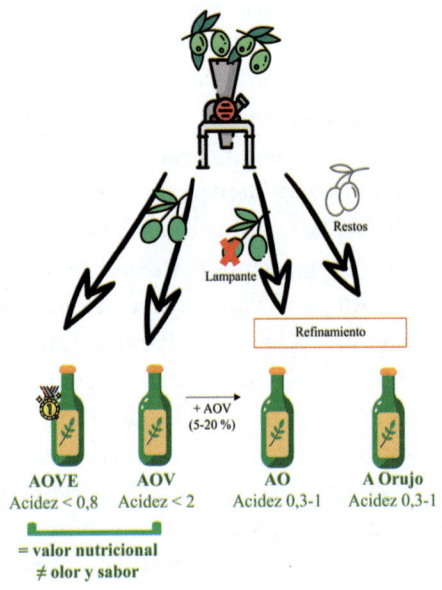

¿Pero, qué ocurre con las aceitunas no tan buenas que no son aptas para producir un aceite de oliva sabroso? Estas no se desaprovechan, sino que se les extrae el zumo para conseguir el aceite **lampante** (acidez libre en ácido oleico, de más de 2 g por 100 g), siendo no apto para el consumo humano, por lo que se someten a un **refinamiento** mediante procesos químicos y térmicos que disminuye la acidez de este aceite (máximo 0,3 g por 100 g), y se le adiciona una pequeña cantidad de AOV, con lo que se consigue el aceite de oliva (intenso o suave, con una acidez de 1 % o 0,4 %, respectivamente). Y son estos los que van a tener una gran diferencia a nivel químico y nutricional con los aceites vírgenes, porque pierde muchos compuestos fenólicos y disminuye la cantidad de ácido oleico. Por último, en los comercios podemos encontrar el aceite de **orujo** de oliva, donde lo que se refina no es el fruto, sino los restos del pellejo, huesos, hojas y grasas de la aceituna. Sin embargo, en esta extracción de los restos de la aceituna que se realiza en la almazara, se obtienen muchos compuestos beneficiosos que además hacen que sea un aceite muy resistente a las altas temperaturas y adecuado para las frituras, después del virgen.

Tras desenmarañar el mundo del aceite de oliva, podemos quedarnos con la idea de que el AOVE es el ganador entre todos los aceites comestibles, por lo que se le conoce como «oro líquido», y que tanto el AOVE como el AOV son nutricionalmente igual de saludables, solo difiriendo en las características organolépticas y en el grado de acidez.

Eurostat. (2024, 27 febrero). Price of olive oil up 50 % in one year. Eurostat. https://ec.europa.eu/eurostat/en/web/products-eurostat-news/w/DDN-20240227-1

Reglamento CEE 2568/91 de la Comisión de 11 de julio de 1991 relativo a las características de los aceites de oliva y de los aceites de orujo de oliva y sobre sus métodos de análisis. Diario oficial de las comunidades Europeas, 248, 5 de septiembre de 1991. https://www.boe.es/doue/1991/248/L00001-00083.pdf

Reglamento 1308/2013 del Parlamento Europeo y de la Comisión de 17 de diciembre de 2013 por el que se crea la organización común de mercados de los productos agrarios. Diario Oficial de la Unión Europea, 347, 20 de diciembre de 2013. https://www.boe.es/doue/2013/347/L00671-00854.pdf

Capítulo 7

Miscelánea

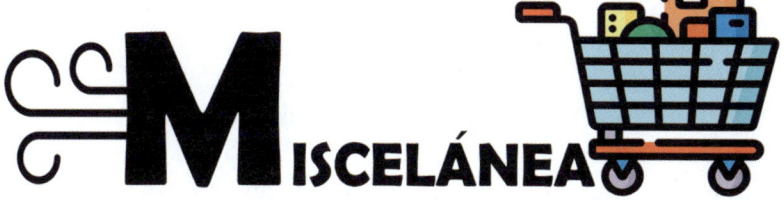

¿Son saludables las legumbres en conserva?

Las legumbres se clasifican como productos no perecederos, es decir, una vez recolectados, se conservan secos y no tienden a deteriorarse con relativa rapidez. Sin embargo, el proceso hasta poder tenerlas listas en nuestro plato, conlleva un tiempo de cocinado elevado. Esto, unido al perfil del consumidor actual, con poco **tiempo** en casa, hace que a veces sea difícil consumir este tipo de alimentos, teniendo en cuenta que se recomienda consumir entre 3 y 4 veces a la semana. La industria alimentaria logró superar este impedimento lanzando al mercado las legumbres en conserva, que no son más que una versión lista para consumir de las legumbres secas tras haber pasado por un proceso de cocción a nivel industrial y almacenado en botes o latas. Esto ha favorecido que podamos tener siempre legumbres preparadas para consumir en nuestras cocinas.

Una de las creencias más extendidas entre la población es que las legumbres en conserva tienen un valor nutricional menor. Y nada más lejos de la realidad ya que, por la propia naturaleza de las legumbres, estas hay que ingerirlas cocinadas, bien cociéndolas nosotros en nuestras propias casas o llevándose a cabo este proceso a nivel industrial. En este contexto, hay que añadir que las legumbres son fundamentales en nuestra dieta debido a que son ricas en hidratos de carbono complejos, presentan proteínas de valor biológico medio incluso algunas alto, vitaminas del complejo B, además de ser una de las mejores fuentes de fibra. Por ello se recomienda consumir de **3 a 4 raciones** de legumbres a la semana, variando el tipo de legumbres consumidas. Lamentablemente, solo cumplen esta recomendación el 29 % de la población española. Es importante destacar, que al contener un nivel elevado de fibra estas son **saciantes**, por lo que son un alimento beneficioso para los regímenes de adelgazamiento. Asimismo, destacarían las alubias o judías como las más ricas en fibra, seguidas por los garbanzos, guisantes y soja, y por ultimo las lentejas.

Otra de las ideas muy extendidas en torno a las legumbres en conserva es la presencia de **aditivos** que se utilizan por parte de la industria alimentaria para almacenarlas en recipientes de ración. Es cierto que esta modalidad de conserva de alimentos, puede contener conservantes como el **EDTA**. Este aditivo que podemos encontrar en la lista de ingredientes del etiquetado como **E 385**, a pesar de su extraño nombre (etilendiamino-tetracetato de calcio y disódico), es un compuesto seguro a la dosis a las que estamos expuestos a través de la dieta, ya que las cantidades utilizadas por la industria alimentaria están altamente reguladas. La función de este compuesto no es otra que preservar el color de las legumbres y evitar el pardeamiento, es decir, evitar la oxidación de estos alimentos que daría lugar a colores pardos. Esta molécula funciona secuestrando metales, evitando que estos contribuyan a ese cambio de color de las legumbres. Sin embargo, esto no quiere decir que eso vaya a afectar a la cantidad de minerales de nuestro organismo, ya que además de que este compuesto no se acumula en el organismo, necesitaríamos ingerir una cantidad desmesurada de este conservante en la dieta para que el EDTA interaccionase con los minerales de nuestro organismo. Por lo tanto, gracias a los avances en la industria alimentaria, las características organolépticas de las legumbres en conserva se mantienen intactas con el uso de este conservante.

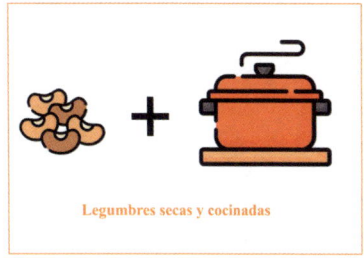

Legumbres secas y cocinadas

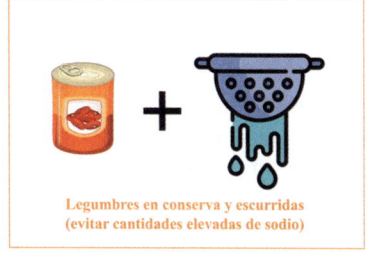

Legumbres en conserva y escurridas
(evitar cantidades elevadas de sodio)

Sin embargo, un aspecto a tener en cuenta, es el elevado contenido en **sodio** que estos alimentos precocinados puedan presentar. Este aspecto negativo se podría evitar enjuagando las legumbres con agua previamente al consumo, reduciendo así el riesgo de sufrir enfermedades cardiovasculares e hipertensión. Por lo tanto, las legumbres secas cocinadas en casa y las de conserva tienen un valor nutricional similar, siendo el contenido de sodio la única diferencia que podemos encontrar. Estos recursos hacen que el consumo de legumbres sea fácil, rápido y cómodo, pudiendo incorporar en nuestra alimentación todos los nutrientes que aportan, e incrementando la cantidad de legumbres en nuestra dieta.

Informe Encuesta Europea de Salud 2014. Encuesta Europea de Salud. Ministerio de Sanidad, servicios sociales e igualdad. https://www.sanidad.gob.es/estadEstudios/estadisticas/EncuestaEuropea/pdf/EESE14_inf.pdf

Moreiras O, Carbajal A, Cabrera L, Cuadrado C. *Tablas de composición de alimentos*. (2013). Guía de prácticas. Ediciones Pirámide.

Reglamento (UE) nº 1129/2011 de la comisión del 11 de noviembre de 2011. *Diario Oficial de la Unión Europea, 295,* 12 de noviembre de 2011. https://www.boe.es/doue/2011/295/L00001-00177.pdf

Los productos integrales adelgazan

En las últimas recomendaciones de diferentes asociaciones de nutrición se hace hincapié en el consumo de cereales integrales frente a cereales refinados, y esto ha llevado a pensar a la población que el cereal integral ayuda a adelgazar. ¿Pero es realmente así? ¿Qué diferencias hay entre consumir productos con cereales refinados o integrales? Cuando consumimos cereales integrales, o cereales de grano entero, como su nombre indica estamos consumiendo **todas las partes** que forma ese cereal:

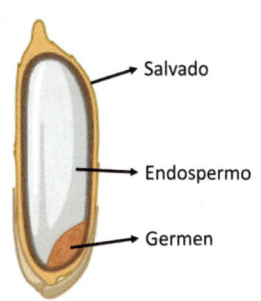

— El **salvado** o la capa externa que posee gran contenido en **fibra**, vitaminas, minerales y compuestos bioactivos.

— El **endospermo** que es el componente principal del grano y contiene principalmente hidratos de carbono.

— El **germen** que se encuentra en el interior del cereal y contiene un alto contenido de nutrientes como grasas insaturadas, vitaminas, minerales y compuestos bioactivos.

Salvado

Endospermo

Germen

En el caso de los **cereales refinados** se han eliminado tanto el salvado como el germen, es decir, son productos o alimentos con menor contenido de fibra y nutrientes. Desde el punto de vista de la energía, no suele haber grandes diferencias en el número de kilocalorías que aportan los cereales integrales y los refinados. Es más, en algunos casos el contenido de energía de los cereales integrales puede ser ligeramente superior.

¿Entonces por qué se recomienda el consumo de cereales integrales? Porque el consumo de cereales nos aporta un mayor contenido de nutrientes y de fibra que tienen efectos beneficiosos en nuestro organismo y nos pueden ayudar a reducir el riesgo de padecer algunas enfermedades como la diabetes tipo 2, estreñimiento, cáncer de colon y enfermedades cardiovasculares. Por otra parte, hay que señalar que los cereales integrales nos pueden ayudar a controlar el peso. Esto se debe a que uno de los efectos de la ingesta de fibra es que aumenta la saciedad. Por tanto, al ingerir cereales integrales en lugar de cereales refinados es posible que ingiramos menor cantidad de alimento, lo que puede reducir algo nuestra ingesta energética. Así que, si queremos seguir una dieta más saludable sería recomendable ir cambiando los cereales refinados por cereales integrales. Lo más adecuado sería hacer esos cambios de forma gradual, aumentando además el consumo diario de **agua**, para que nuestro cuerpo se vaya acostumbrando a un mayor contenido de fibra en nuestra dieta y evitar que aparezcan hinchazón abdominal o gases. Por lo tanto, los cereales integrales nos pueden ayudar a controlar el peso corporal porque pueden generar mayor saciedad y, debido a ello, se puede ver reducida la ingesta, pero no son productos adelgazantes.

EUFIC: Consejo Europeo de Información sobre la Alimentación EUFIC. Cereales integrales (2023). Recuperado el 14 de mayo de 2024 y disponible en: https://www.eufic.org/es/que-contienen-los-alimentos/articulo/cereales-integrales-preguntas-y-respuestas

La mezcla de proteínas e hidratos de carbono engorda mucho

Existe una tendencia que afirma que el hecho de comer diferentes **macronutrientes** al mismo tiempo, puede causar efectos perjudiciales para la salud y, por lo tanto, en nuestra dieta debemos separar los diferentes nutrientes para no tener que digerirlos al mismo tiempo. Este es el principio de las **dietas disociadas**. Podemos definir de manera muy resumida a los macronutrientes como los nutrientes que se ingieren en cantidades relativamente elevadas (gramos). Estos nutrientes, **hidratos de carbono**, **lípidos o grasas** y **proteínas**, son los que nos proporcionan la energía que requiere nuestro cuerpo.

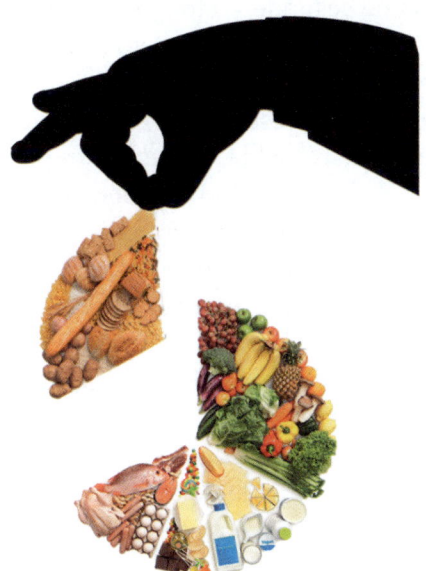

Los defensores de este tipo de dieta sostienen que la digestión de distintos macronutrientes requiere entornos con diferentes **grados de acidez**, por lo que, al mezclar estos nutrientes, no es posible llevar a cabo una digestión adecuada de los mismos. Concretamente, los alimentos ricos en hidratos de carbono requieren un pH alcalino para digerirse y, por el contrario, las proteínas son digeridas en un ambiente ácido, es decir, requieren un pH bajo. Los lípidos son considerados alimentos neutros, al requerir un pH cercano a 7.

Según esta teoría, no es posible mezclar los alimentos ricos en hidratos de carbono con alimentos ricos en proteínas en una misma comida. Esos alimentos sólo se podrán combinar entre sí o con alimentos ricos en lípidos. Por ejemplo, se podría comer un plato de pasta con salsa de tomate, pero no un plato de pasta con carne picada. Del mismo modo, esta teoría tampoco permite comer alimentos ricos en hidratos de carbono como primer plato y alimentos proteicos de segundo plato. De esta manera, se sostiene que una digestión separada de los macronutrientes nos permitirá perder peso y estar más saludables.

En cuanto a la base de esta forma de alimentarse, no hay evidencia científica que la respalde, de hecho, los pocos estudios realizados alrededor de este tema no han encontrado diferencias en la ganancia de peso mezclando macronutrientes en comparación con no mezclarlos. Además, los alimentos, salvo excepciones como el azúcar de mesa o el aceite, rara vez se componen de un único macronutriente; por ejemplo, 100 g de lentejas tienen 23,8 g de proteínas y 54 g de carbohidratos. Por ello, acabaríamos excluyendo gran parte de alimentos perfectamente adecuados para nuestra dieta y sería muy difícil seguir la dieta a rajatabla. Además, hay muchos factores que influyen en la digestión de los alimentos, como los compuestos bioactivos presentes en los mismos, y factores socio-ambientales como nuestro estado de salud, nuestra actividad física u horarios. También cabe destacar que, aunque los macronutrientes se mezclen, su absorción se llevará a cabo en distintos tramos del tubo digestivo, siendo absorbidos en entornos con pH diferentes.

No obstante, hay personas que han seguido esta dieta y han perdido peso. En estos casos, la pérdida de peso se debe no al hecho de no comer hidratos de carbono y proteínas a la vez, sino a que, al no poder ingerirlos juntos, nuestra dieta queda muy limitada y eso provoca una reducción de la ingesta energética. Por tanto, lo que produce los efectos no es la separación de los macronutrientes, sino el control de lo que comemos.

Concluyendo, podemos afirmar que no hay razones con base científica para pensar que separar macronutrientes puede ser beneficioso en una persona sana.

Golay, A., Allaz, A., Ybarra, J., Bianchi, P., Saraiva, S., Mensi, N., Gomis, R., & De Tonnac, N. (2000). Similar weight loss with low-energy food combining or balanced diets. *International Journal Of Obesity*, *24*(4), 492-496. https://doi.org/10.1038/sj.ijo.0801185

Moughan, P. J. (2018). Holistic properties of foods: a changing paradigm in human nutrition. *Journal Of The Science Of Food And Agriculture*, *100*(14), 5056-5063. https://doi.org/10.1002/jsfa.8997

Hay que tomar más proteínas para aumentar la masa muscular

Hoy en día, vamos al supermercado y encontramos una amplia gama de productos que indican en su etiquetado que son altos en proteínas (habitualmente junto a imágenes de personas realizando deporte) o con la cantidad de proteínas que proporcionan bien visible. Además, cada vez es más habitual encontrar secciones de **suplementos nutricionales** para deportistas tanto en las tiendas de artículos deportivos como en las tiendas de alimentación. De hecho, muchos jóvenes que comienzan a ir al gimnasio, lo primero que buscan en las redes es qué tipo de suplementos de proteínas deberían tomar. Siempre se ha relacionado la ingesta de proteínas con la ganancia de **fuerza y volumen muscular** pero, ¿realmente es necesario tomar suplementos extra de proteínas para aumentar la masa muscular?

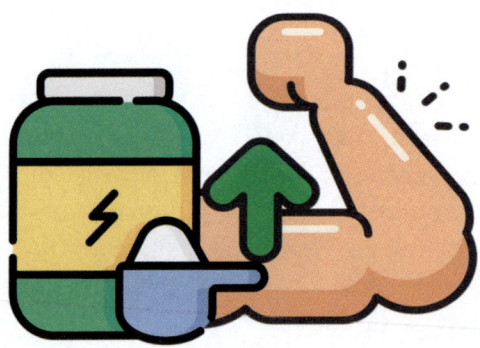

La Autoridad Europea de Seguridad Alimentaria (EFSA), la Organización de las Naciones Unidas para la Alimentación y la Agricultura (FAO) y la Organización Mundial de la Salud (OMS) recomiendan una ingesta de proteínas de 0,83 gramos por kilo de peso y día en adultos independientemente de su edad o sexo. Sin embargo, en caso de que se busque un aumento de la cantidad de masa magra muscular, estos **requerimientos** pueden elevarse a 1,2-1,6 g/kg/día. Se ha observado que en personas que realizan ejercicios de resistencia como el levantamiento de pesas, presentan un ligero aumento de la masa muscular al ingerir una cantidad de proteínas por encima de la recomendada, aunque no necesariamente de fuerza muscular.

En todo caso, los estudios que analizan la suplementación de proteínas en personas que no realizan este tipo de ejercicios anaeróbicos, son insuficientes y sería necesario realizar más investigación antes de extraer conclusiones determinantes.

Cuando mantenemos una ingesta de proteínas elevada durante un periodo de tiempo prolongado, es posible que se produzca una sobrecarga de los riñones y del hígado. Además, también se puede disminuir la absorción del calcio por parte de los huesos y aumentar su eliminación por la orina, creando riesgo de padecer enfermedades como la osteoporosis.

En este apartado de la guía estamos hablando en todo momento de cantidad de proteínas totales que tomamos en nuestra dieta y de suplementos (cantidad extra de proteínas además de la que ya tomamos con nuestra dieta habitual) pero, con el patrón de alimentación que sigue la mayor parte de la población, ¿qué cantidad de proteínas estamos tomando? Según una encuesta realizada por la Agencia Española de Seguridad Alimentaria y Nutrición (AESAN), la cantidad media de proteína diaria que toma un hombre en España es de 109 g/día y de 88 g/día en el caso de las mujeres. Sabiendo que la ingesta diaria recomendada para la población española es de 54 g/día para hombres y de 41 g/día para las mujeres, podemos concluir que, sin tomar ningún tipo de suplemento, ya estamos siguiendo una **dieta hiperproteica** en nuestro entorno. Así pues, con la excepción de deportistas concretos como los culturistas profesionales, ya estamos tomando una cantidad de proteínas mayor que la requerida.

Por lo tanto, no debemos aumentar la ingesta de proteínas a través de suplementos sin tener en cuenta factores como el tipo de actividad física que hacemos y, sobre todo, la cantidad de proteínas que ya estamos ingiriendo a través de nuestra dieta habitual.

Agencia Española de Seguridad Alimentaria y Nutrición. Evaluación nutricional de la dieta español. I Energía y macronutrientes. Sobre datos de la Encuesta Nacional de Ingesta Dietética (ENIDE). http://www.cibr.es/ka/apps/cibr/docs/estudio-enide-1.pdf.

Nunes, E. A., Colenso-Semple, L., McKellar, S. R., Yau, T., Ali, M. U., Fitzpatrick-Lewis, D., Sherifali, D., Gaudichon, C., Tomé, D., Atherton, P. J., Robles, M. C., Naranjo-Modad, S., Braun, M., Landi, F., & Phillips, S. M. (2022). Systematic review and meta-analysis of protein intake to support muscle mass and function in healthy adults. *Journal Of Cachexia Sarcopenia And Muscle, 13*(2), 795-810. https://doi.org/10.1002/jcsm.12922

Jespersen, S. E., & Agergaard, J. (2021). Evenness of dietary protein distribution is associated with higher muscle mass but not muscle strength or protein turnover in healthy adults: a systematic review. *European Journal Of Nutrition, 60*(6), 3185-3202. https://doi.org/10.1007/s00394-021-02487-2

Si haces deporte puedes comer lo que quieras

Un estilo de vida saludable promueve el bienestar de los individuos e incluye hábitos como la práctica regular de ejercicio y una alimentación adecuada. Una dieta equilibrada aporta los nutrientes necesarios para satisfacer las necesidades individuales, manteniendo la salud y cubriendo las demandas energéticas del organismo. Estos dos conceptos están interrelacionados.

Hacer deporte ofrece numerosos beneficios para la salud. La **actividad física** regular puede aumentar la masa muscular y la resistencia, mientras reduce la masa grasa. El incremento de la masa muscular requiere más energía, ya que este tejido es metabólicamente más activo. Es decir, el organismo necesita más nutrientes.

Y es que, ¿quién no se ha tomado una caña o ha disfrutado de una comida o cena más copiosa porque siente que se lo merece después de hacer deporte? Hacer deporte no significa que podamos consumir cualquier tipo de alimento sin restricciones. Aunque el cuerpo necesite más energía, esta debe provenir de alimentos con un perfil nutricional saludable. La elección de la dieta debe alinearse con el objetivo de la actividad física, ya sea mantener la salud o perder peso. Si no consumimos los nutrientes necesarios y estamos en déficit, el cuerpo recurrirá a las reservas de grasa, lo que nos llegaría a la pérdida de peso. Por lo contrario, si ingerimos la energía gastada mantendríamos el peso, aumentando la masa muscular y disminuyendo la masa grasa.

Según el Ministerio de Salud, una **alimentación no saludable** puede tener **efectos negativos** que el ejercicio por sí solo no puede contrarrestar. Por ejemplo, los beneficios de consumir fruta en lugar de bollería industrial van más allá de la diferencia calórica; la fruta aporta vitaminas y fibra, mientras que la bollería suele contener grasas no saludables y azúcares refinados.

En resumen, **la alimentación** y el **deporte** son **fundamentales** para una **vida saludable**. El ejercicio puede permitir un mayor consumo de energía (para ganar masa muscular), pero esto no justifica el consumo excesivo de alimentos que no se consumirían en días sin ejercicio. En términos simples, el ejercicio no compensa una mala alimentación. La ingesta calórica debe estar equilibrada con el gasto calórico. Además, para evitar un aumento de peso poco saludable, las grasas no deben superar el 25-30 % de la ingesta calórica total, las proteínas 12-15 %, y los carbohidratos 50-60 % (10 % los azúcares libres).

La Organización Mundial de la Salud recomienda al menos 150 a 300 minutos de actividad física aeróbica de intensidad moderada o vigorosa por semana para adultos, incluidas personas con afecciones crónicas o discapacidades, y un promedio de 60 minutos al día para niños y adolescentes, acompañados de una dieta equilibrada.

WHO: World Health Organization. Alimentación sana. (2020). Recuperado el 19 de julio de 2024 y disponible en: https://www.who.int/es/news-room/fact-sheets/detail/healthy-diet

Organización Mundial de la Salud. Plan de acción mundial sobre actividad física 2018-2030: personas más activas para un mundo más sano (2018). Recuperado el 19 de julio de 2024 y disponible en: https://iris.who.int/handle/10665/327897.